神経病理学に魅せられて

平野　朝雄　著

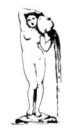

星 和 書 店

Seiwa Shoten Publishers

2-5 Kamitakaido 1-Chome
Suginamiku Tokyo 168-0074, Japan

まえがき

　この度，世界を代表する神経病理学者のお一人であり，現在米国 Albert Einstein 医科大学・Montefiore 医療センター病理部の神経病理部門と Harry M. Zimmerman 講座の教授である平野朝雄先生の「神経病理学に魅せられて」が出版されるのに際してその前書きを書く機会をあたえられたことは，先生の元で学び先生を慕う数多くの学徒の一人としてこの上ない栄誉である。これは，先生が雑誌「脳の科学」の求めに応じて連載されていた「ニューロサイエンスと私」の原稿を併せもう一度手を加えられたものと伺っている。この前書きを書き始めたときにちょうどニューヨークにて平野先生そしてその恩師故 Zimmerman 先生に学んだ者の同門会誌が届いた。その名簿によれば本邦のみでこれまで100名に及ぶ医師や研究者がお世話になっている。さらに，米国人はもちろんであるが日本のみならず世界各国からの留学生も多い。しかしながら，先生は日本人であり日本をこよなく愛して居られる。お忙しい中，頼まれれば快く大学のたった一つの授業から学会の特別講演まで本当に分け隔てなく一生懸命に応じられている。おそらく神経病理学はもとより神経学，脳神経外科学，精神医学等を学ぶ日本人で先生を知らないものはいないのではないかと思われる。たとえ平

野先生を存じ上げないにしても先生の名を冠した平野小体を知らない神経学者や神経病理学者はいない。

　先生は，1926年11月26日群馬県は富岡市にお生まれになった。新潟高等学校から京都大学へ進学され1952年に医学部を卒業，直ちに大阪の米軍病院で1年目，ニューヨークのHarlem病院で2年目のインターンを修了し，1954年からBellevue病院，1955年からMontefiore病院で1年目および2年目の神経学レジデントをされた。何故，渡米されたか，また米国でのレジデント生活がどのようなものであったかは本書に詳しい。

　1956年から1年間の神経病理学のフェローをされた後1957年からは同病院の神経学のチーフレジデントを修了され，1958年から再び神経病理学のフェローに戻られている。おそらくこのときに先生の生涯の師となられる神経病理学のHarry M. Zimmerman教授に運命の出会いをされたのだと拝察している。

　1959年にはNIHの客員研究者として筋萎縮性側索硬化症（ALS）の研究のためその多発地域として知られていたグアム島にわたられた。ちなみにこれが平野先生ご夫妻の新婚旅行であり戦後グアム島を訪れた最初の日本人であったと伺っている。まだ対日感情の厳しい中大変なご苦労をされて診療にまた剖検に力をつくされた。先生はParkinsonism-dementia complex on Guamを記載され，神経原線維変化の多発といったグアムのALSの神経病理を明らかにされるなど数多くの業績を上げられた。

翌年 Montefiore 病院に戻られて1965年には神経病理部門の主任になられるとともに，1968年からは Albert Einstein 医科大学病理学講座の助教授，1971年からは教授，1974年からは神経科学講座の教授も兼務され，1995年からは最初の Harry Zimmerman 神経病理学教授をも兼任されている。

　先生の御業績は神経病理学を中心に神経学，脳神経外科学あるいは精神医学の広い範囲にわたって膨大で，例えば原著論文一つとってみても700編を超えているが，中でも神経内科領域では孤発性・家族性 ALS などの神経変性疾患，脳外科では脳腫瘍の病理が有名である。また，人体病理のみならず動物や培養細胞を用いた実験病理学の先駆者でもあられる。先生は，神経病理学の領域に電子顕微鏡を積極的に取り入れられその意義を確立するとともに，美しい写真で多くの研究者を魅了した。日本語，英語，ドイツ語で出版されている「神経病理を学ぶ人のために」，「神経病理学カラーアトラス」などは版を重ね神経学や神経病理学を学ぶ者のバイブル的存在になっている。

　学会活動も広範囲で，日本神経学会ならびに日本脳神経外科学会の名誉会員をはじめ数多くの学会の会員や役職を歴任されており，1977〜78年には米国神経病理学会長を務められ，1978年ワシントンで開かれた第8回世界神経病理学会で会長講演をされた。また，「Journal of Neuropathology and Experimental Neurology」，「Annals of Neurology」など多くの雑誌の編集顧問や編集委員を兼務されている。その結果として米国医師会

の Billings Silver Medal，米国神経病理学会の Weil Award など数多くの受賞をされ，米国国会からの表彰や昨年には我国でも叙勲の栄に浴されている。まさに米国はもとより世界を代表する神経病理学者である。この間のことはまさに本書の内容そのものであり読者は必ずや感銘を受けることと確信している。

　小生も1986〜1988年の約2年半を平野先生のもとで勉強させていただいたが，先生は非常に真摯かつ勤勉で学問に対しては厳しくも，礼節を重んじ情に篤い仁徳の方である。現象をきちんと観察し真実を見抜くことの大切さを始め無数のことを学ばせていただいた。しかし先生の素晴らしさは学問のみにとどまるものではない。先生は誰に対しても本当にお優しく心を込めて全ての面にわたってお気遣い下さるのである。前述の如く私の恩師の故豊倉康夫先生を始め数多くの日本人研究者・医師が先生とともに学び先生の教えを受けて育っているが，留学ならずとも訪米の折に先生の謦咳に接し教えを受けられた方も少なくないと思われる。さらに現在もほぼ毎年春には来日され神経病理学セミナーを開かれるとともにご日程の許す限り日本神経学会や日本神経病理学会などにもご出席くださり後進のご指導をいただいている。先生に接する者は皆，学問のみならず先生の素晴らしいお人柄に感銘を受けないものはない。

　先生は慶子夫人との間に4人のお子さんがおられ，ご長男の道雄氏はコロンビア大学神経内科の associate professor としてミトコンドリア脳筋症の研究で高名であり，次男の育雄氏は

ノースウェスタン大学の消化器内科の associate professor としてご活躍である．長女の陽子さんはニューヨークで出版編集にたずさわっておられ，三男の茂雄氏はハーバード大学を卒業され間もなくニューヨーク大学の講師として戻ってこられるとのことである．先生と奥様のお人柄通り素晴らしいご家族である．先生とご家族のますますのご健勝とご発展を祈念する次第である．

　2003年6月

東京医科歯科大学大学院医歯学総合研究科
　　脳神経機能病態学（神経内科学）分野

水 澤 英 洋

目　次

まえがき……………………………水澤英洋　*iii*

神経病理回想五十年 …………………………………… *1*
神経病理学入門までの思い出 ………………………… *11*
　Ⅰ．学生時代 ……………………………………… *11*
　Ⅱ．米国でのインターンと neurology residency …… *15*
　Ⅲ．神経病理学に ………………………………… *17*
グアム島での研究（前編） …………………………… *25*
　Ⅰ．グアム島へ …………………………………… *25*
　Ⅱ．Guam ALS …………………………………… *30*
　Ⅲ．Parkinsonism-dementia complex (PDC) on Guam
　　　…………………………………………………… *33*
グアム島での研究（後編） …………………………… *37*
　Ⅳ．PDC の神経病理 ……………………………… *37*
　Ⅴ．おわりに ……………………………………… *43*
脳浮腫の電顕による考察の回想 ……………………… *49*
中枢神経系の髄鞘の構造解析についての回想 ………… *61*
　Ⅰ．はじめに ……………………………………… *61*
　Ⅱ．末梢性髄鞘 …………………………………… *62*

III.	中枢性髄鞘 ································	63
IV.	脳浮腫に伴う有髄線維の変化の解析 ··············	66

小脳における異常シナプスの研究を振り返って ········ 75
  I．Purkinje 細胞の unattached spine ················ 75
  II．小脳腫瘍 ································ 80

筋萎縮性側索硬化症の
 神経病理学的研究についての思い出 ············· 87
  I．Bunina 小体 ······························ 87
  II．Spheroid ································ 93

家族性 ALS の神経病理 ································ 99
  I．後索型 ································· 100
  II．Lewy 小体様封入体 ························ 100
  III．SOD1 ································· 103

神経系腫瘍の病理診断についての思い出 ············· 109
  I．内胚葉性上皮性嚢胞 ························ 110
  II．馬尾部の傍神経節腫 ······················· 114
  III．Weibel-Palade 小体 ······················ 117

AIDS の神経病理についての思い出 ················· 123

あとがき ································ 135

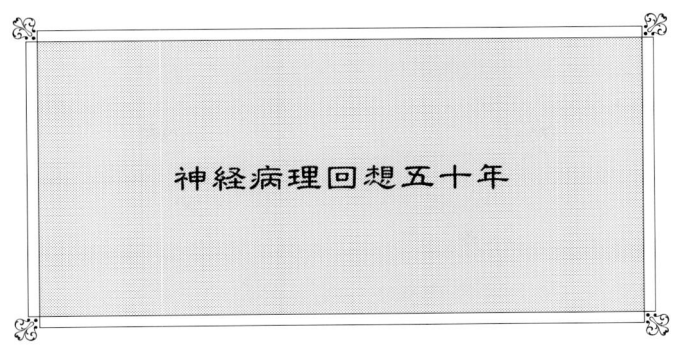

神経病理回想五十年

　第二次世界大戦後，なお日の浅い1953年の春，インターン修了後，京都大学第一外科（荒木脳外科）に憧れて入局の願書を提出した後，間もなく，当時としては比較的まれな米国留学の機会を得た。

　早速，インターンを共にして同じような立場にあった荒木淑郎先生（現在，熊本大学名誉教授）とともに，母校の恩師の荒木千里教授（往年，脳腫瘍の体系を確立した米国のDr. Percival Baileyの下で学ばれた方：図1）にご意見を伺ったところ，米国に留学するのもよろしいが，折角ゆくのなら，現在の日本にない，すなわち日本では本格的に学ぶことのできない学問を選ぶべきであり，臨床神経内科が当時の日本では是非必要とのことで，この一言で目的を得て，片道切符と，当時のドルの国外持ち出しの最大限である30ドルをもって，同年6月1日にメキシコ丸という大阪商船の貨物船で横浜から出発した。そして霧のサンフランシスコから大陸横断の汽車でニューヨーク

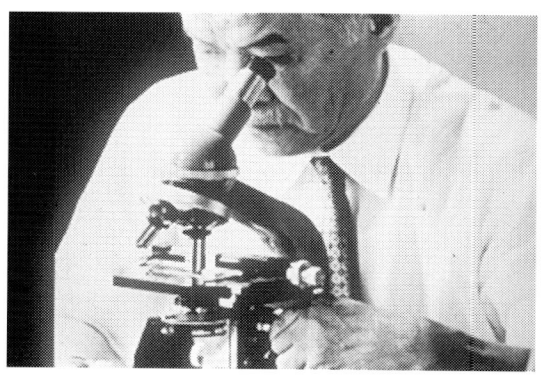

図 1 荒木千里教授。故・福光太郎先生（大阪日赤病院）よりいただいた写真

に来てから半世紀近い歳月が夢のように流れている。

臨床神経学をレジデントとして3年学んでいる間に，神経疾患の診断には正確な神経病理の裏付けが是非とも必要であることを切実に感じた．折も折り，現代の神経病理学のパイオニアである Dr. Harry M. Zimmerman の情熱あふれる講義に傾倒し，門下生に加えていただき，神経病理学一筋の道を歩んできた．

この間，1950～1960年代はまさに米国における神経病理学の古今未曾有の発展期であった．電子顕微鏡，生化学，組織化学，組織培養を始め，数々の強力な新しい技術が続々と導入され，古典的な神経病理学の基礎の上に目ざましい発展が驚異的速度で確立されていった．

Dr. Zimmerman は昔ドイツのミュンヘンで神経病理学の泰

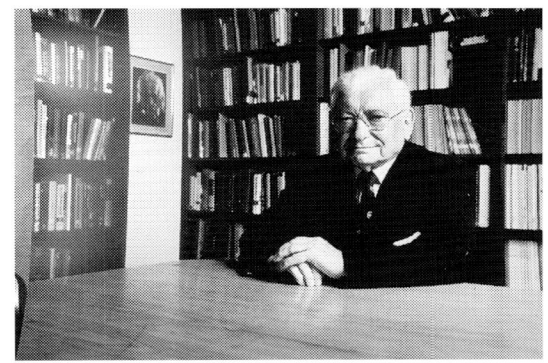

図 2 Dr. Harry M. Zimmerman

斗であった Walther Spielmeyer の研究室で，元京都大学総長の平澤興先生と同窓であった（図2）。ドイツ留学後，エール大学に神経病理部門を創立し，脳腫瘍診断で名声を博しておられ，当時，全世界で深刻であった avitaminosis（ビタミン欠乏症）のテーマにとりくみ，さらに世界的に有名となった発癌物質による実験的グリオームの報告を始め素晴しい業績をのこされた。1946年，ニューヨークの Montefiore 病院の病理学を含む基礎部門全般のディレクターおよびコロンビア大学の病理学教授として就任され，当時，神経内科主任の Prof. H. Houston Merritt および脳神経外科主任の Prof. Leo M. Davidoff と共に Montefiore における臨床神経学の黄金時代を実現された。さらに Albert Einstein 医科大学の新設に関しては初代のディレクターとなり，original faculty を選抜し，素晴しい学究的大学の水準達成に貢献された。プリンストン大学在籍中の

Einsteinを訪ねてその名前を医大名にする承諾を得られたことは語り草となっている。Dr. ZimmermanはNIH (National Institutes of Health), American Association of Neuropathologists始め多数の重要な学術機関にたずさわり，現代の神経病理学の誕生と発展に比類ない貢献をされた。Montefioreはニューヨークで電顕を導入した最初の病院である。Dr. Zimmermanは文字通りMontefioreの象徴のような方であり，神経病理学に対しての長年にわたる偉大な貢献を後世に伝えるために，MontefioreにおいてThe Harry M. Zimmerman Professor of NeuropathologyのChairが1995年6月12日に創立され，盛大な式典がマンハッタンのEssex House Hotelで挙行された。その第1代のChairに就任させていただく光栄に浴したことは，私にとり誠に身に余る名誉なことと感激している。Dr. Zimmermanはその約1ヵ月後の7月28日に93歳で亡くなられた。

　Dr. Zimmermanの研究室で親しく教えをうけ，また机を並べて学んだ数々の先輩，友人達は米国のみならず，日本および世界の各地で神経病理学，神経内科学，および脳神経科学の分野で，まさに最高指導者層のなかにおられる。これらの方々と，一緒に学ぶことができたことが誇りと共になつかしく思い出される。

　私は現在までニューヨーク在住であるが，1959年にグアムの原住民チャモロ族に多発する重篤な神経疾患，筋萎縮性側索硬化症 (amyotrophic lateral sclerosis；ALS) を研究調査する

為に，米国政府の要請で NIH の visiting scientist としてグアム島にゆき1年余り滞在した。太平洋戦争後米国西太平洋の基地であるグアム島の土を踏んだ最初の日本人で，たまたま結婚後間もない頃であったので，日本人の新婚旅行の第1号になったわけである。当時はホテルなど一軒もなく，元日本兵の伊藤さんと皆川さんが戦後15年目に密林からみつけられたのもこの頃であった。文学部出の家内とチャモロ族のアシスタントと3人で reflex hammer をもって患者の臨床診断にあたり，病理所見を検査する毎日で，ニューヨークで整備された研究室で新しい技術を駆使してテーマに没頭している友人達を思いうかべながら，初めはラボラトリーもなく，真黒く日焼して，島の部落をかけずりまわって資料を集めていた。

この成果は1961年の American Association of Neuropathologists の総会で発表し（生まれて初めての学会発表），この学会の annual prize の Weil Award を受賞した。当時は神経学で最も権威あるとされていた英国の専門誌 "Brain" に37頁の論文が掲載された。これらはいずれも日本人には初めてのことであり，その後の私の研究生活に大きなはげましとなった。その要旨は，太平洋の孤島であるグアムのチャモロ族には ALS の患者が驚異的多数発生していることを確認した他に，進行性のパーキンソニズムと痴呆を主徴とする患者が ALS と同様な高頻度で存在していること，これらの患者はほとんど数年以内に死亡し，その中枢神経系にはアルツハイマー神経原線維変化（Alzheimer's neurofibrillary changes または Alzheimer's neurofibrillary tangles〔NFT〕）が広範に多数出現することである。parkinsonism-dementia complex（PDC）という診断名はグアムで誕生した新しい病名である。アルツハイマー病と異なり，老人斑を伴うことなしに，おびただしいアルツハイマー神経原線維変化が神経細胞内に出現することは，特異的知見として世界的に注目され，その後長期にわたる大規模な NIH を中核とした研究が行われるようになった。

　その後，グアムの症例の光学および電子顕微鏡による検索によりアルツハイマー神経原線維変化の構造や神経系におけるトポグラフィーを発表した。さらに海馬の神経細胞に特殊な封入体を発見し，これは現在"Hirano body"（平野小体）と呼ばれている（図3）。こうしたグアムでの研究業績により後年（1992年），アメリカの House of Representatives より"distinguished service in behalf of medicine and humanity"と書かれた表彰額をいただき，ワシントンの Congressional Record に記録されたことは思いがけぬことであった。

　私は渡米後5年間は1枚の論文も書けなかった。最初の論文は1958年の臨床病理学ケースレポートである。京大医学部卒業の同級生の中では博士論文のなかったのは私だけであった。私は神経病理を米国で学び始め，学術論文はすべて英文で，最初の日本語の論文は，友人の忠告により，グアム島に滞在中，日本語の辞書を片手に書いた博士論文であった。その後日本から留学されている若い先生方の中で1年たっても論文ができないと嘆いている声を聞くと私はびっくりする。まして博士論文の

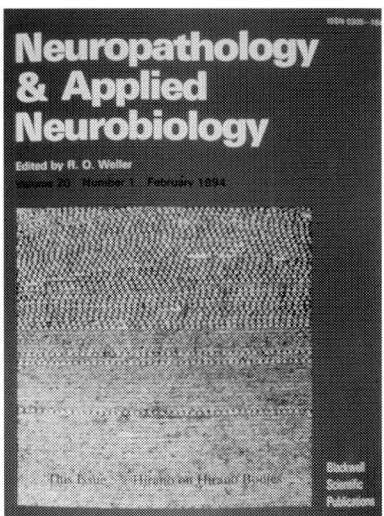

図 3 雑誌[1]の表紙に載った"平野小体"

ためにということでさらにおどろいてしまう。私のように研究や論文などは全く手のとどかない，遥か遠い夢のように思っていた者もあることを話してなぐさめている。

　グアムからMontefioreにかえり，1965年に神経病理部門の主任となり，その後Einstein医科大学の教授に就任した。神経病理の研究にたずさわり，研究室に入ってくる若い人達を教える立場におかれるようになった。こうして多くの研究生達と，神経病理一般の診断の他，ALS始め他の神経変性疾患，髄鞘，脳浮腫，脳腫瘍等，様々のテーマの新しい知見を追求してきた。そしていつの間にか思いがけぬ多数の本や，論文や，抄録が蓄

積されてきた。

その中で，1978年にワシントンで開催された International Congress of Neuropathology で，たまたま私が American Association of Neuropathologists の会長であったこと，そしてこの学会の晩餐会が丁度恩師 Dr. Zimmerman の77歳のお誕生日で，全会員祝杯をあげたことなどなつかしく思い出される。その後，カナダ，英国，日本，オーストラリアおよびニュージーランドの学会に招待されてその会員になり，さらに16の学会誌の編集委員会にもたずさわるようになった。

1976年に医学書院より出版された著書"神経病理を学ぶ人のために"[2]は英語およびドイツ語版も出版された。その後さらに版を重ね，私達が Montefiore で辿ってきた神経病理学を日本語で若い学徒に伝えることができるのは何よりの喜びである。

さて，毎年日本で春に開催される神経病理セミナーは，脳神経外科医に対しては観音寺市松井病院院長・松井孝嘉先生により，京都の宝ヶ池の国際会議場で企画され，さらに神経内科医に対しては，北野病院副院長・今井輝国先生により大阪で行われ，19回に及ぶ。参加者は今迄に2千人を超え，若い学徒と一緒の，文字通り朝から晩までの2〜3日間にわたる熱のこもったユニークなセミナーを心から楽しんできている。

Montefiore で一緒に神経病理を学んだ日本人の学者は100人を超える。しかもその1/3の方々が，神経内科，脳神経外科，病理学の教授として活躍されていることは，私の何よりの誇りと喜びである。

神経病理を学びつつ辿ってきたこの半世紀の学問の流れの加速度的変化は実に驚異的である。プリオン病やAIDSの発生など新しい病原の発見の他，CT，MRI等の神経画像，免疫組織化学，そして分子遺伝学の導入などによる技術面からの神経病理学の進歩は枚挙にいとまがない。ニューヨークの朝の日本語テレビのニュースに出ていた新聞広告に「次に何がおこるかわからない。だからこの世は面白い」という意味のキャッチフレーズがあったことが思い浮ぶ。神経病理学の道を辿ることによって生まれた日本の学者との親しい交流に恵まれていることは，何よりの賜物である。

文　献

1) Hirano, A.：Hirano bodies and related neuronal inclusions. Neuropathol. Appl. Neurobiol., 20：3-11, 1994.
2) 平野朝雄, 冨安斉：神経病理を学ぶ人のために．4版．医学書院, 東京, 2003.

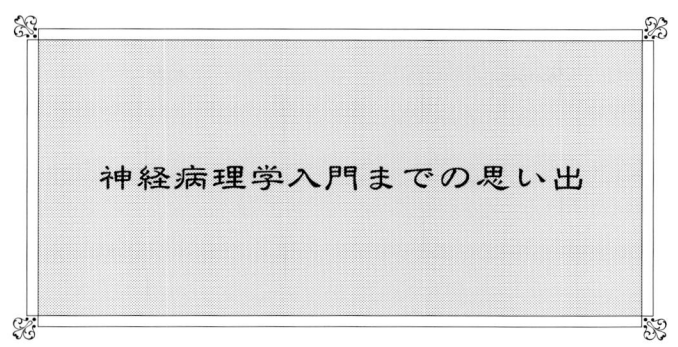

神経病理学入門までの思い出

I. 学 生 時 代

　私は1948年4月に京都大学医学部に入学した。最初の授業は解剖学で，神経系は平澤興教授が担当された。教授は斯界の権威であると聞いており，私達は緊張しながら階段教室に着席して素晴しい講義がきけるとの期待感が教室にみなぎっていた。他の先生方と異なり，定刻午前9時丁度に，きっちりと折目正しい白衣を着用された先生はつかつかと教室に入られるとすぐに何も言われずいきなり黒板に大きく白墨で，

　Es irrt der Mensch, solange er strebt.

　とお書きになり，これについて何の説明もされず，テーブルに向かわれ，それからおもむろに，ノートなしに整然と神経解剖の講義を開始された。学問に対する情熱がひしひしと伝わり，満席の受講生は懸命に一言一句を聞きもらさぬようにペン

を走らせていた。

　たまたま私は高校時代にゲーテのファウストをひもといたことがあり，平澤先生が黒板にかかれた言葉はまさに先生の学問に対する真摯な姿を反映するものと，感銘を受けぞくぞくしていた。しかし，たしか私の読んだ本では solang' と書かれていたはずだと思ったので手許のドイツ語の辞書をみたら solang(e) と書いてあった。後年ベルリンに行った時に，Reclam 文庫を買ってみたら solang と書いてあった。

　私は平澤先生の講義はかかさず出席した。そしてこのノートをその後1953年に渡米した際に，大切な何よりの導きと，持参した。この５冊のノートはたった１つの私の小さな旅行カバンの中で一番大切な場所を占めていた。

　後年1990年に京都宝ヶ池の国際会議場で第11回国際神経病理学会が開催された。その時に，平澤先生の御家族と秘書の方に案内していただき，Dr. and Mrs. Zimmerman および生田房弘先生御夫妻と御一緒に東山の平澤先生のお墓にお参りできる思いがけない機会に恵まれた。（Dr. Zimmerman は平澤先生とミュンヘンの Spielmeyer の研究室での同窓であり，生田先生と私の神経病理の恩師である。）その折に，平澤先生のお生まれになられた新潟県味方村に平澤先生の記念博物館を創設されるとのことで，Dr. Zimmerman と私に平澤先生について何か色紙に書くようにとの有難いお申越しをいただいた。

　その後1995年に私は生田教授の新潟大学御停年退官記念式典に参加させていただいた。この式典の終了後に，この機会に，

是非平澤先生の記念館を拝観したく思って，味方村を訪れた。あいにく，月曜の休館日であったのにもかかわらず，佐野孝館長の特別の御親切なお取計いで，同館内を案内していただくことができた。平澤先生の立派な御業績やお人柄をたたえる数々の賞や記念品を，感銘を新たにしながらみせていただいた。そして偶然に，誠に思いがけず，私のニューヨークよりお送りした色紙が2階の棚の上に陳列されていたのを見て，驚き，かつおそれ入ったことをまざまざと思い出す。この色紙に書いたことはゲーテのファウストのあの言葉であり，素晴しい先生に教えていただいた感謝を述べたものである。

　組織学の教科書に掲載されていた神経細胞の美しい姿にも私は強く魅了されていた。

　基礎から臨床に進む中で，最も強いインパクトを受けたのは外科の荒木千里教授の迫力ある臨床講義であった。漸新な脳外科の日本における開拓者のお一人である先生の名講義に出席するうちに，どうせ医者になるなら，この世で最も進化した器官である脳を勉強の対象にしたいと，ナイーブな若い学徒としての夢を抱くようになり，将来脳外科に入りたいと思うようになった。

　終戦後，日本にも米国のインターン制度が導入されることになり，私達の卒業の年から，インターンの研修が開始された。しかしこうした過渡期では大学としてもとまどう有り様で，私は京大の内科にローテーティング・インターンとして編入したが，多数の内科の医局員や研究生がひしめいている中で，イン

そこでたまたま大阪の米国陸軍病院（現在の大阪日赤病院）で日本人のインターンを募集していたのを知り，思い切って受験した。同病院で口頭試問もあったが，これは私が外国人と英語で話す生まれて初めての機会であった。第二次世界大戦までは日本の医学教育はドイツ語が主流とされており，高校時代は英語よりドイツ語に力を入れて教えられ，英会話は全く心もとなかった。しかし全く思いがけず採用されて，熊本大学を卒業された荒木淑郎先生（現在熊本大学名誉教授）とローテーティング・インターンシップのトレーニングを１年間受けることになった。当時は朝鮮戦争の最中であり，米国の大学卒の若い軍医達に教えをうけ，少しずつ英会話にも慣れてきた。こうして親しくなった軍医達の親切な推薦により，荒木先生と私は米国の病院からインターンの採用許可をもらうことができた。当時は日本人医師の米国留学は比較的まれで事情にうとく，このことについて，往年脳腫瘍の体系を確立した米国の Dr. Percival Bailey の下に留学されたことのある荒木千里教授の御意見を伺うことにした。ちなみに荒木淑郎先生は荒木教授と同郷でしかも教授の甥である。私達は荒木教授の神経内科を学ぶのがよろしいとのお勧めにより米国留学を志して，荒木先生はロサンゼルスに私はニューヨークに出発した。

ターンの入り込む余地はなく，いわば足手まといで，時間をもてあます有り様であった。

II．米国でのインターンと neurology residency

　美しく，ユートピアのようにみえたサンフランシスコに比べ，ニューヨーク市は古くすすぼけた高層建築が林立し，オールドヨークといった方がぴったりした。そして私の辿りついたマンハッタンの136丁目 Lenox Avenue の Harlem 病院は最も殺伐とした貧民窟の中にあった。安全の為と忙しさの為に，私は１年間のほとんどを病院の中だけで過した。生涯を通じてこのように働かねばならぬ環境におかれたことはなかった。朝鮮戦争で医師が深刻に不足し，そのしわよせとして環境のわるい市民病院の Harlem Hospital のインターンとレジデントはほとんど中南米やフィリピンからの外国人で占められていた。一方，患者は極端に過剰で，例えば産科に勤務していた時は一晩で10人のお産を手がけ，10日経ったら100人の出産をうけもたされることになっていた。毎朝男の子には一般に日本ではなかった circumcision をしていた。救急室では傷を縫合することに明け暮れた。私は外国で自分のできる仕事が直接に人の為になることがうれしくて張り合いのある毎日であった。しかし，万事この調子で，本を読んだり，机に向かうゆとりは全くなかった。したがって神経内科学を学ぶどころではなく，神経系統の患者は振戦せん妄で毎晩全身けいれんをおこして運びこまれてくる黒人の大男達であった。この１年間に私は脳外科担当の２人の患者の開頭術の助手をすることができた。これは他のイ

ンターン達がいやがったからで，私にとっては何よりの機会とわくわくして手術室に入ったが，2例とも病変が認められなかった。そこでこの病院ではとうてい神経内科学を学ぶことはできないと思い，各地の neurology residency のトレーニング・プログラムをもつ大学病院に願書を書いた。その中で幸いニューヨーク市内の Bellevue 病院のニューヨーク大学の Department of Neurology で1年目のレジデンシーに採用された。この古い伝統のある大病院はレジデンシーのトレーニングが厳しく忙しいことで有名だと聞いていたが，Harlem 病院のインターンシップにくらべるとはるかに余裕があり，夜のオンコールは3日に一度だけで，他の2日は一晩ゆっくり患者に起こされることなしに眠れることだけでもとてもうれしかった。ここでは Prof. Moris Bender が Dept. Neurology の主任で，臨床神経学を本当に第一歩から勉強することができた。見ること，聞くことすべてが新鮮で魅力的であった。先輩のレジデントに手をとって教えてもらいながら半年の間は夢中になって教室の流れに順応し慣れることに専心した。ここでは教科書で名前をみるような神経内科学の権威の回診や講義に出席することもできてアカデミックな雰囲気にふれることがうれしく，張り合いのある毎日であった。当時，月謝も払わず，衣食住を保証された上で，学生のように神経内科学を教えてもらえることは，日本では考えられないことであった。そして1年後にはまがりなりにも臨床診断を下すよろこびを味わうことができるようになり，日本に帰ってここで習ったことを伝えれば皆びっくりする

だろうとうれしかった。

III. 神経病理学に

　Bellevue 病院もマンハッタンにある市民病院で，救急車で運びこまれる，急性の感染や外傷の患者が多く，硬膜下血腫を自分達でとった血管造影法で診断を確かめて，脳外科に送り，治療後，快復した患者をみることは医師として本当に張り合いのあるよろこびで，昼夜をかまわず皆で一生懸命だった。

　一方，荒木先生はロサンゼルスの個人病院でのインターン修了後ニューヨーク市の北部の Bronx にある当時コロンビア大学に附属していた Montefiore 病院で neurology residency を研修されていた。Montefiore は Bellevue とは対照的な個人病院で，昔牧場であった郊外の高地に建設された慢性の重症患者を収容するアカデミックな施設であった。ここでは腫瘍，結核の患者と共に多数の神経系の変性疾患が選択されていた。例えば多発性硬化症，筋萎縮性側索硬化症（ALS），パーキンソン病，ハンチントン病，ウィルソン病などの患者が男性と女性の病舎にそれぞれ60人位収容されており，こうした患者は研修医にとってこの上ない生きた教科書であった。神経内科学の専門医試験においてもこうした患者が臨床診断の能力を判定するのに役立っていた。

　そこで，neurology residency の 2 年目は Montefiore で研修を受けることにした。ここでは患者をみたり，講義に出席す

る他に，落着いて机に向かい充分に本を読み，文献をさがす時間と余裕を与えられた。ニューヨーク大学とコロンビア大学の臨床診断教育の相違とそれぞれの長所をとり入れることは面白かった。神経内科学は医学の中で形態学的基盤にたって臨床像をよりロジカルに解析できる分野のように思われて好きであった。こうしたアプローチに最も貢献したのは clinico-pathological conference（CPC）であった。神経疾患の正確な診断には詳細な神経病理所見の裏付けが是非必要であることを切実に感じた。

　Montefiore における長年にわたる貴重な患者の経過記録は膨大な量に達し，最終的には詳細な病理学的検索が行われていた。こうした資料に特別に注意が払われて見事に整理されて保存管理されていることは刮目すべきことであった。Montefiore は自由の女神より1歳年上であるが，私の生まれる前からの神経病理の染色標本がその臨床および病理所見のカルテと共にきちんとファイルされているのにはびっくりした。これらの資料をもとにして発表された神経変性疾患は，数多く，最も権威のある専門雑誌に掲載され，その中で教科書に古典的文献として現在でも引用されているものも少なくない。

　この伝統のある病理部門は Dr. Harry M. Zimmerman の1946年の就任により，さらに画期的な充実と発展を来たした[2]。私はこの Dr. Zimmerman の情熱あふれる講義に傾倒した。そして Montefiore の次の年の neurology residency の3年目は Division of Neuropathology でフェローとしてトレー

ニングが受けられることになった。こうしてastrocytoma（星状細胞腫）のbiopsy（生検）標本を初めて顕微鏡下でみるような本当に第一歩から，米国および世界各地からの研修生達と机を並べて，勉強を始めた。毎週水曜日朝のBrain Cutting Conferenceでは10例位の脳が検査され，毎週木曜日の午前9時よりのDr. ZimmermanのWeekly Neuropathology Microscopic Thursday Conferenceは素晴しい迫力に満ちたものであった。この2つのカンファレンスは後年Montefioreに留学した日本からの多数の留学生から高い評価を受け，今でもMontefioreでの貴重な思い出となっている。この一年間は朝8時から夜11時過ぎまで月月火水木金金でむさぼるように神経病理学に専心した。

この頃，Dr. H. Houston Merrittのバイブルといわれている"A Text Book of Neurology"の初版の発行を待ちかねて7月に購入し，第1頁から丁寧に読み始め，読了したのは約4カ月後の1956年11月であった。この本に没頭した理由は他のどの神経内科学のテキストより読みやすく，わかりやすくそして親しみやすい名著であったからである。干天の慈雨ともいえる本書の症例にはMontefioreの患者が多く記載されており，実際にこの本に出ている患者の写真は私達になじみ深い病舎の生きている症例であった。さらに病理所見の標本はほとんどMontefioreのファイルでみることができた。これはDr. Merrittが長年Montefioreの神経内科学の主任で，Dr. Zimmermanと親しく，後年コロンビア大学のNeurological Instituteのデ

ィレクターになられた方であったことに由来する。このDr. MerrittとDr. Rowlandの貴重な献辞の入った私の所有する本書の初版には私が書きこんだ注がぎっしりと各頁をうずめて，手垢でよごれており，今みてもなつかしい。

私は神経病理学が好きで，このまま続けて神経病理学のフェローとして勉強をしたかったが，Neurology DepartmentのProf. Tiffany Lawyer Jr.から日本に帰国される荒木淑郎先生の後任としてNeurology Departmentのチーフレジデントに推薦され次の1年間は臨床に戻ることになった。

1958年は渡米後5年目になって，私にとって初めての論文が私の担当した1症例の臨床病理学レポートとして神経病理学の専門雑誌に掲載された年である。内容には特に重要な新知見はなく，文献上第9番目のGalen静脈の動脈瘤の1症例であったにもかかわらず，その年の"Neurology, Neurosurgery and Psychiatry"の年鑑の中に，この論文が選抜されてびっくりした。これは私の書いた説明図が病変をわかりやすくしたためであろう（図4）[3]。

これに励まされて，さらにMontefioreのファイルの中より動脈瘤の症例をとりあげて脳病巣の肉眼的所見を検索し，説明図を入れた3つの論文が雑誌に掲載された。その後，友人に日本の学会では博士論文が必要であり，京大の同窓生の中で博士号をもっていないのは，死亡した者以外では私だけだから，是非書いた方がよいと勧められた。しかし私の書いた論文はすべて英文であった。そこで辞書を片手に，以上の論文をまとめ，

神経病理学入門までの思い出 21

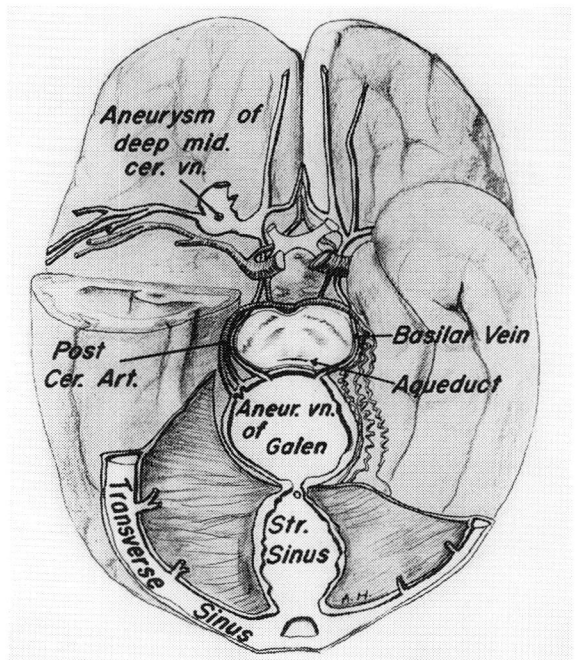

図 4　Galen 静脈の動脈瘤の模式図
（文献 3 より引用）

生まれて初めて日本語で書いて神戸大学に提出し，幸いにもやっとおくればせながら博士論文として採用された。これは荒木千里教授の御親切なお取り計いで"神経研究の進歩"にも掲載していただいた[1]。

　この時代に発表した仕事の中でもう1つの思い出がある。Montefiore には有名な頭痛クリニックがあり，チーフの Prof. Arnold Freedman と Dept. Neurosurgery の Prof. Charles

Cartonの依頼により，私は顔面痛についての図解を試みた。私の書いた絵は専門の絵書きにより1枚1枚一畳敷位の大きさに拡大されて，それが頁をめくるように自動的にみえる大きな装置に組み込まれた。痛みを絵で表現するということは至難のことであったが，私は平澤先生のノートで学んだ，脳神経の解剖所見を基にこのテーマを企画した。この"Facial Pain"と題する展示は1959年にアトランティック市で開催されたAmerican Medical Associationの年総会で発表され，Billings Silver Medalを受賞した。その時いただいた1,000ドル（現在の15,000ドル相当）の賞金は同年グアム島に同行した妻の飛行機代になった。この米国最大の学会に当時のアイゼンハワー大統領が出席していた。

この図はすべて"Post Graduate Medicine"という雑誌に掲載され，さらに"Dental Digest"にはその表紙に一枚の絵が選ばれて，私が絵をかくことが好きだったことが思わぬところで役に立った。

神経内科学のチーフレジデント修了後は神経病理学のフェローに戻り，本格的に，この道を辿り始めた。この時代は研究というよりも，ただ学ぶのみであった。

文　献

1) 平野朝雄：脳動脈瘤の破裂．神経進歩，5：480-499, 1961.
2) 平野朝雄：Profile. Harry M. Zimmerman. Clin. Neurosci., 14：1094, 1996.
3) Hirano, A., Terry, R.D.：Aneurysm of the vein of Galen. J.

Neuropathol. Exp. Neurol., 17 : 424-429, 1958.

グアム島での研究(前編)

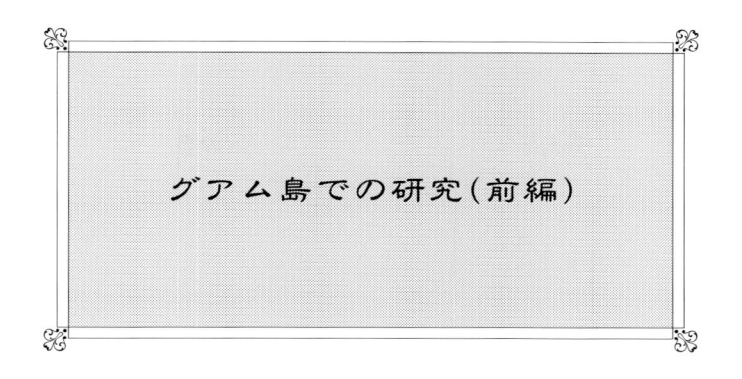

I. グアム島へ

1959年に,Dr. L.T. Kurland(当時は Chief, Epidemiology Branch, National Institute of Neurological Diseases and Blindness〔NINDB〕, National Institutes of Health〔NIH〕, U.S.A.) から Dr. H.M. Zimmerman(当時は Chief, Laboratory Division, Montefiore Hospital)を介しての要請により Montefiore からグアム島に,NIH の visiting scientist として派遣されることになった。グアム島は西太平洋の孤島で米国の重要な基地がある。このグアム島には筋萎縮性側索硬化症(ALS)が原住民チャモロ族に驚異的高率で集団発生していることが,同島の米国海軍病院に勤務していた医師達により,1952と1953年のジャーナルに報告されていた[1,3]。その患者の発生率は米国の ALS の約100倍に相当することが推定された。

ALSはCharcotが記載してから1世紀以上になり，この疾患の原因については数々の仮説が提唱されているが，その原因ならびに病因機序は不明である。本症は成人にみられる進行性の筋肉萎縮およびspasticity（痙縮）を主徴とする神経系の変性疾患で，その予後は重篤で患者は通常3〜5年の経過で死亡する。ALSは神経系をおかす難病中の難病である。1954年にDr. L.T. KurlandとDr. D.W. Mulderはグアムならびにマリアナ群島に疫学調査を行い，このことを確認した[4]。

ALSの診断は臨床像および神経病理学的所見により下される。それに対し，診断に直接関与するラボラトリー・テストは知られていなかった。ALSはアルツハイマー病やパーキンソン病と共に加齢者をおかす代表的な神経系の変性疾患であるが，症例数は比較的少なく，世界の各地で約1000人の成人の剖検中1例みられる位である。Montefioreのように年に約500例の剖検の行われていた病院でも，ALSの剖検は約2年に1例位しか行われていなかった。Montefioreは100年以上の歴史をもち，慢性の神経疾患患者が多数収容されていたために100例以上のALSの詳細な臨床ならびに病理学的所見が記録されファイルに収められていた。このような施設は稀であり，ALSの勉強には最も恵まれた研究所であった。

Dr. Zimmermanは太平洋戦争中エール大学の神経病理学教室より海軍に召集され，グアム島においてDr. Thomas RiversやDr. Albert B. Sabinをはじめ他の著名な研究者と伍して神経病理の分野について，多くの業績を残されている。そ

の中で，1945年の5月に2例のチャモロ人のALSの病理診断を記録しておられる。さらに，1カ月に7人の患者を診察されている。そしてグアム島のチャモロ族に異常の高率でALSが発症しており，同病の遺伝性についての研究が要望されることを軍当局に報告されている[7]。この手紙はワシントンのファイルにしまいこまれてしまい，後年Dr. Kurlandが見つけ出すまで日の目をみなかった。Dr. ZimmermanのこのALSの発見は論文にはならなかったがDr. Zimmermanの多数のすぐれた業績の中でも最も立派なものの1つである[6]。

　Dr. Kurlandは神経病理学的にグアム島のALSを本格的に検索するために定評ある神経病理学研究施設に1～2例のフォルマリン固定されたALSの脳と脊髄の検査を依頼した。こうしてGuam ALSは病理学的にも典型的なALSであることが，ハーバード大学，ペンシルバニア大学，University of California San Francisco (UCSF)およびMontefiore病院の神経病理学教室でそれぞれ確証された。

　こうして，グアムが地域的に孤立し，その原住民にのみ高率に発生していることに対して新しくNIHのfield stationを開設し，グアムにおけるALS始めその他の神経変性疾患を臨床および病理に系統的に本腰を入れて調査し，その資料を世界各地の研究所に送り，本格的調査が開始されることになった。

　私はちょうど3年間の臨床神経学と3年間の神経病理学の研修をうけており，Montefioreで多数のニューヨークのALSを学ぶ機会に恵まれていた。そこで私が適任者としてグアム・プ

ロジェクトを原地で担当することになった。実は私は医学生時代より ALS の講義が好きだった。臨床的な症状と徴候は運動系統に限られ，病理学的にも上位・下位運動ニューロンが選択的におかされるので，容易におぼえられて，試験問題には返答しやすかった。こうした初期のナイーヴな考え方は，グアムの ALS を勉強することから始まり，深く学ぶにつれて，いかに ALS が深刻で複雑でおそろしい難病であることかをひしひしと痛感させられるようになった。

　グアム島にゆくにあたり，まず自動車の運転が不可欠であるとのことで，ワシントンの市内で Dr. Kurland は自分の車の運転席の横に座り，ハンドルを初めてにぎった私に運転を手ほどきして下さった。この短期間の特訓ではオートマティック車でも操作はぎこちなく，筆記試験だけは満点をとったが，一人でドライブする勇気はなかった。私は渡米後 6 年間自動車とは全く無縁であった。病院内の宿舎または病院の前のアパートに住んでいたのでその必要はなかった。また，自家用車を買うような経済的ゆとりもなかった。

　ワシントンからサンフランシスコまでは民間で初めて使用されるようになった TWA のジャンボ・ジェットで妻と一緒に快適な飛行を楽しんだ（図 5）。これは実は私達にとり初めての飛行機旅行であった。ただし，サンフランシスコよりハワイ，ウェーク，そしてグアム迄は Pan America（現在はない）が唯一の民間旅客機ですべてプロペラ機での長い長い飛行であった。

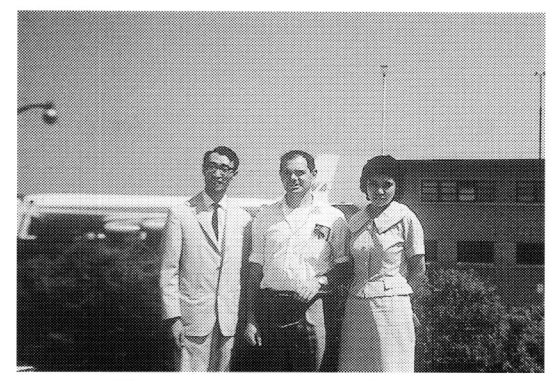

図 5　Dr. Kurland に見送られて

　グアムは軍事基地だけに，着陸する時は窓のおおいをすべて下ろしてものものしい警戒態勢であった。しかし一旦島の生活にとけこんでみるととてものんびりした平和な熱帯の田舎であった。グアム・メモリアル病院という民間病院のすぐ前の海辺のアパートに部屋を与えられ，それからガラス窓もなく，やもりが天井から落ちてくるような生まれて初めての熱帯生活が始まった。NIH の field　station はこの病院内の一部屋を占め，Jose Torres という私と同じ年輩のチャモロ人の助手と一部屋を与えられ，やがて NIH より大きな Dodge のトラックがとどいた。車の運転免許証はもらったものの私は 5 つのギアーのある車の運転をするのはとてもこわいので私の運転免許証は Bank of America に身分証明としてだけ使用することにした。こうして私とフィールドセクレタリーとしての妻は毎日 Jose Torres の運転する新車のトラックで島中をめぐって各部落に

居住する患者の個別訪問や回診をした。U.S. Government, NIH のマークの入った車に対して米軍基地の門衛達は敬礼をして通行許可の便を計ってくれた。私達のグアム滞在中, Guam Daily News という島唯一の新聞の第一面すべてをうめる大活字で報道された最大のニュースは元日本兵の皆川さんと伊藤さんが戦争終了後15年ぶりに密林の中で見つかり投降した事件である。グアムにとっていかに深刻な関心事であったかは米軍のU2機がソ連の領域で撃墜された事件より大きく取り扱われたことからも推測できる。

II. Guam ALS

グアムにゆくまで, いかに多数の ALS の患者を診察することになるか実感できなかった。グアムの ALS は昔からあったらしく, 土着人達はこの疾患をよく知っており, "lytico" とよんでいた。村の診療所の看護婦の案内で ALS を疑われる患者の家を訪れて, Jose にチャモロ語を英語に通訳してもらい, 神経学的検査を行い, 妻は東京女子大学の英文科卒だったので, 患者の病歴や検査内容をカルテとして記録をしてもらった。こうして私が1年余りグアムに滞在中に ALS の診断を下した患者は57人で, その中の26人は新患であった。グアムのチャモロ族の ALS は典型的な ALS で, ニューヨークで経験した患者と変わることはなかった (図6)。しかし, その患者の数が多く, 家族歴のあることも少なくなかった。とくに

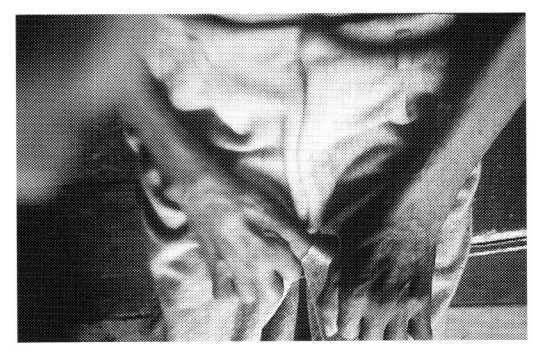

図 6 ALS on Guam. 手の筋肉の萎縮

Umatac というグアム島の南端にある部落は昔マゼランが上陸したところで，この村ではグアムの中でも特に患者が多く，家族歴が濃厚で，部落のほとんどの家に患者が出現していたといわれた程である。また ALS は比較的若い人にもみられることもある。グアムのチャモロ族は一般にカトリックであり産児制限が行われず，ALS では子宮などの平滑筋がおかされないことなどにより ALS の女性は，その経過が比較的長い場合は数人を出産する人もあった。経過は平均3〜5年であるが，症例によって16年以上の経過をもち骨と皮ばかりのようになって生存している女性もあった。この患者は1954年に Dr. Kurland と Dr. Mulder が撮影した映画の中に年若い頃の初期症状が明白に記録されていた。

　こうして ALS の患者の往診や外来患者のフォローアップをしているうちに島の生活にも次第に慣れていった。こうした ALS の患者は次々と死亡し，毎月大体1人の死体解剖を施行

した。グアム・メモリアル病院では毎年約100例の剖検が行われたが，その1割以上がALSであった。グアムのALSの神経病理学的所見はニューヨークのALSと基本的には同じ古典的ALSであった（図7）。しかし，グアムのALSには神経病理学上その他に思いがけぬ病変が存在していた。それはアルツハイマー神経原線維変化（NFT）である。グアムのALSに最初にNFTを見出したのはDr. N. Malamudであった[5]。当時神経病理学的検査は，主としてCelloidin包埋のブロックで20μ位の厚さの切片を作りNissl染色でBetz細胞や前角細胞の脱落や萎縮を見出し，KultschitzkyやWeilなどのmyelin染色で錐体路の変性を認めることを主体としていた。しかしDr. Malamudはアルツハイマー病やピック病などの痴呆を主徴と

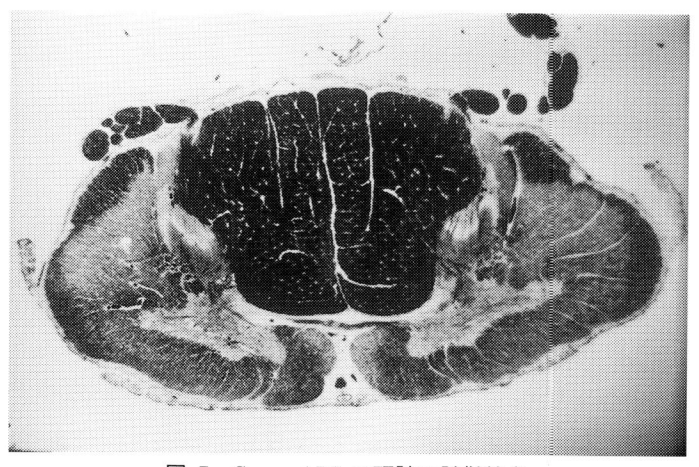

図7 Guam ALS の頚髄の髄鞘染色

する精神科の症例も手がけていたことから，Bielschowsky染色の変法であるVon Braunmühl染色で凍結切片の海馬角や黒核を染色して，ここにNFTが多数出現しているのに気づいた。さらにパラフィン包埋の切片のhematoxylin-eosin染色を行い，この方法でもNFTを確認した（図8）。この当時hematoxylin-eosin染色でNFTがみえることはごく少数の神経病理学者の知ることで，現在hematoxylin-eosinが最も日常的に使用され，NFTの検出に適切であることを知らぬ者はないことを思えば隔世の感がある。

III. Parkinsonism-dementia complex (PDC) on Guam

島における唯一人の神経内科医としてALS以外，様々な神経系疾患も診察するようになった。その中で，特に関心をひいたのはパーキンソニズムを呈する患者が多いことであった（図9）。このことについては以前から知られていたことで，脳炎後のパーキンソニズムと推測されていた。チャモロ人は"bodig"とよんでいる。

こうした患者はALS同様，グアム島のチャモロ族にかぎられていた。グアム島には当時3万5千人のチャモロ族とそれと約同数のアメリカ本土よりのいわゆるstate sider，フィリピンからの一時的労働者を含む東洋各地からの人種も生活していた。

パーキンソニズムの患者はALSと同様，中高年の成人に，

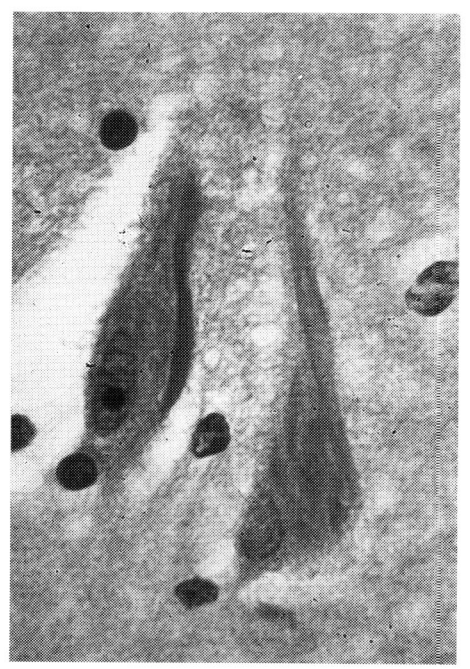

図 8 アルツハイマー神経原線維変化
（2つの神経細胞に見られた初期と末期の像。hematoxylin-eosin 染色）

　誘因なしに徐々に発病し，アキネジアを主徴とし，振戦は通常めだたない。最も注目すべきことは痴呆を伴う患者が少なくないことであった。記憶力や計算能力の低下と共に，見当識の消失をきたすことに気づいた[4]。私はチャモロ語は話せないが，Jose の通訳は大きな助けとなった。さらに，私が戦後初めての日本人一世であることは島の人々のよく知っていることであ

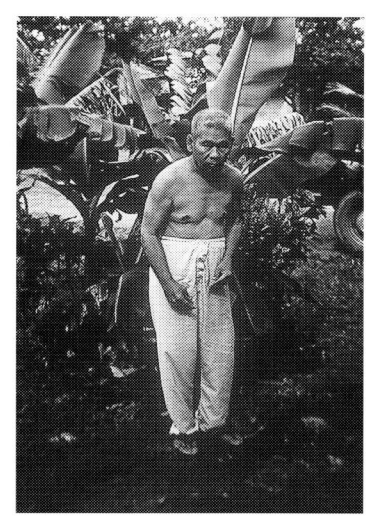

図 9 Parkinsonism-dementia complex の患者

り特別の関心をもたれていた。しかしパーキンソニズムの患者がこのことに一向に無関心であることに，重度の痴呆があるのではないかと思った。

文　献

1) Arnold, A., Edgren, D.C., Palladino, V.S. : Amyotrophic lateral sclerosis : Fifty cases observed on Guam. J. Nerv. Ment. Dis., 117 : 135-139, 1953.
2) Hirano, A., Kurland, L.T., Krooth, R.S. et al. : Parkinsonism-dementia complex, an endemic disease on the Island of Guam. I. Clinical features. Brain, 84 : 642-661, 1961.

3) Koerner, D.R. : Amyotrophic lateral sclerosis on Guam : a clinical study and review of the literature. Ann. Int. Med., 37 : 1204-1220, 1952.
4) Kurland, L.T., Mulder, D.W. : Epidemiologic investigation of amyotrophic lateral sclerosis, Preliminary report on geographic distribution, with special reference to the mariana Islands, including clinical and pathologic observations. Neurology, 4 : 355-378, 438-448, 1954.
5) Malamud, N., Hirano, A., Kurland, L.T. : Pathoanatomic changes in amyotrophic lateral sclerosis on Guam. Special reference to the occurrence of neurofibrillary changes. Arch. Neurol., 5 : 401-415, 1961.
6) Rowland, L.P. : Obituary. Harry M. Zimmerman. Ann. Neurol., 38 : 834, 1995.
7) Zimmerman, H.M. : Monthly report to medical officer in command. USN medical Research unit No2, June 1, 1945.

グアム島での研究（後編）

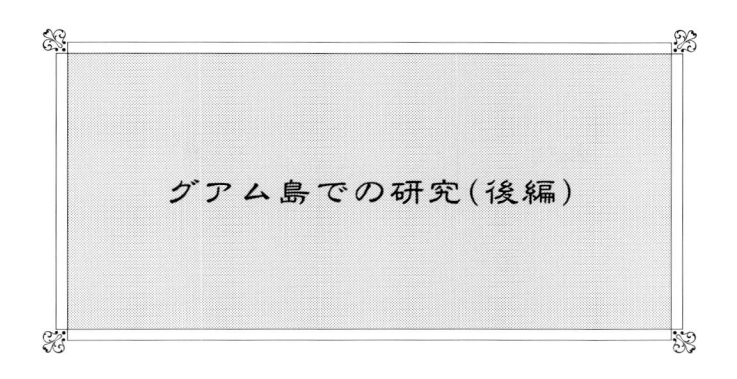

Ⅳ．PDC の神経病理

　PDC の脳重は正常脳にくらべ低下し肉眼的萎縮が一般に著明である。脳を切ると大脳皮質とくに前頭葉と側頭葉が強くおかされ，黒核と青斑はいずれも高度の萎縮と脱色が全例に認められた。PDC で最も注目すべきは，すべての症例で特定の神経細胞の消失・萎縮と同時におびただしい数のアルツハイマー神経原線維変化(NFT)が中枢神経に広範に出現していることであった。しかし，アルツハイマー病と異なり，老人斑を伴っていないことは想像外の重要な所見であった(図10)。こうした病理像を呈した症例は Montefiore の膨大なファイルにもみたことはなかった。この NFT の分布を調べたところ中枢神経の神経細胞の中でとくに側頭葉の海馬傍回の糸球体形成 (entorhinal cortex)，海馬角の CA1 と海馬台 (subiculum) は通常

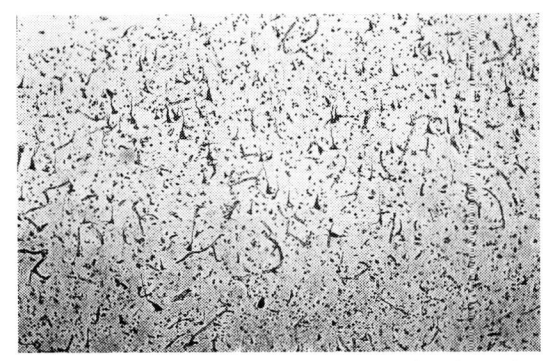

図 10 多数のアルツハイマー神経原線維変化が大
脳皮質にみられるが，老人斑はない
(PDC on Guam. 銀染色)

病変が顕著で，ここは無数の末期の ghost tangle で占められ
る症例は少なくなかった（図11）。同様に黒質，マイネルト基
底核，青斑，扁桃，縫線核背核なども著明な好発部である。そ
れに対して脊髄前角細胞のように非常に稀にしか NFT がみら
れないもの，さらに Purkinje 細胞には全く NFT が認められ
ないことが判明した。これまで NFT は，アルツハイマー病で
大脳皮質に出現することが強調されていたのに，グアムの
PDC においては大脳半球の深部の核および脳幹部の特定の細
胞も選択的におかされるという新知見が見出された。同様な
NFT の分布はグアムの ALS にも認められている。こうした
グアムの PDC については当時最も権威ある英国の雑誌
"Brain" は長い論文も掲載するので，同じ号に臨床と病理に
わけて長い論文を投稿したところ，同誌のエディターの Lord

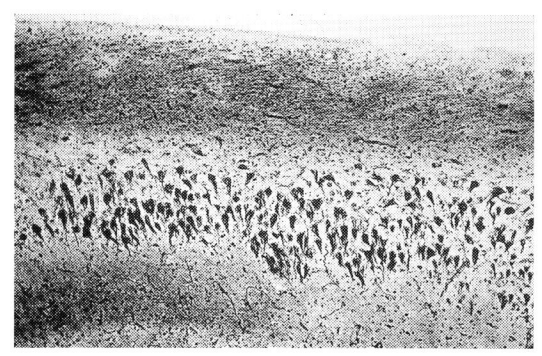

図 11 海馬角のSommer's sectorにみられる多数のghost tangles(PDC on Guam. 銀染色)

Brainより採用の返事をいただき，たまたま同誌のHenry Headの100年記念号に掲載された。このことは私にとり大きなはげましとなった[5,6]。尚，NFTの分布については米国では当時最も権威があるとされていた"Archives of Neurology"にDr. Zimmermanと共著で投稿したところDr. Merrittより思いがけぬおほめの手紙をいただき迅速に出版されたことは私にとりこの上ない喜びと誇りであった[7]。これはその後のグアムでのめざましい研究発展をつげる夜明けであった[1,2]。

当時はパーキンソン病はJames Parkinsonの名著"Shaking Palsy"に記載されているごとく患者には痴呆は伴わないことが指摘され，教科書においても痴呆については触れていなかった。しかしグアム島のチャモロ族のパーキンソニズムには痴呆が出現することは少なくなく，しばしば痴呆が主徴となる患者がみつけられた。そこでこの臨床病理学的特徴をそのまま

診断名として parkinsonism-dementia complex（PDC）という新しい名称をつけることにした[5,6]。

　PDC の患者は ALS の患者と同様に病気は徐々に進行し 3～5 年で死亡する。PDC の家族歴も少なくなく，しばしば ALS も同家族に認められる。PDC の患者の経過を追跡してゆくと ALS の症状や徴候が出現した患者すら見出されるようになった。その反対に ALS の患者に PDC の所見が出現することが少ないのは錐体路や筋が萎縮してしまっているのでパーキンソンのような錐体外路徴候の発現がみつけにくいためなのかもしれない。

　PDC は ALS におとらず多発し，患者の数は増加し，ALS の剖検例と同様，多数に達した。つまり毎月 1 人の PDC が死亡し，年に ALS と PDC はそれぞれ10～12例剖検されるようになり，1960年頃にはグアムの成人の死亡数の 2 割は ALS と PDC で占められ，癌や脳血管障害等よりもはるかに多数で，深刻な問題であった。一方グアムのチャモロ族以外の人種にはみられない。これらの患者には脳炎の病歴はなく，脳炎後パーキンソニズムの原因となる Von Economo 脳炎も記録されていない。Oculogyric crisis は脳炎後パーキンソニズムの特徴といわれていたが，これは 1 例も認められなかった。さらにはっきりした眼球運動障害も出現しない。

　グアムに上陸以来，少しずつ神経病理学のラボラトリーをつくり始め，半年後には，中枢神経の一般染色はできるようになり，本格的に病理学的検査にも没頭するようになった。

ニューヨークのMontefioreで最高に整備されたラボラトリーで温室の中のように育てられた私にとって，グアムでラボラトリーを始めることについては沢山の思いがけぬ障壁や不便さに直面した。例えばNFTをみるために使用するBielschowsky鍍銀染色に必要な硝酸銀は注文後6カ月たってやっと入手できた。同薬は規則上，航空便を利用できず船便によるより他なかったからである。様々な試薬にしても，これらを調えるのは一仕事であった。例えば不足したアセトンを入手するのに美容室をおとずれたこともあった。さらに染色液の作成についてもいろいろな思わぬ「こつ」が必要で星状細胞を染めるのに当時最もよく使用されていたPTAH phosphotungstic acid hematoxylin（PTAH）染色の原液は作ってから半年程成熟させるために待たなければならなかった。こうした不便さも研究への好奇心の前にはさまたげにはならず，貴重な資料を勉強できることに夢中になって仕事にとりくんでいた。英文学部卒の妻にアルコールやキシロールなどをはじめ，慣れない薬品を用いて染色の手伝いをしてもらったのもこの頃である。こうしてグアム島で凍結とパラフィン包埋による必要な染色標本は一応できるようになってうれしかった。

　1960年にグアムからMontefioreのラボラトリーにかえり，6年間にわたりそれぞれ100例位のGuam ALSとPDCの神経病理の研究に没頭した。グアムの症例に出現するNFTは老人斑を伴わないのにもかかわらず，アルツハイマー病の神経原線維変化と電顕上でも同じであった（図12）。PDCの研究により，

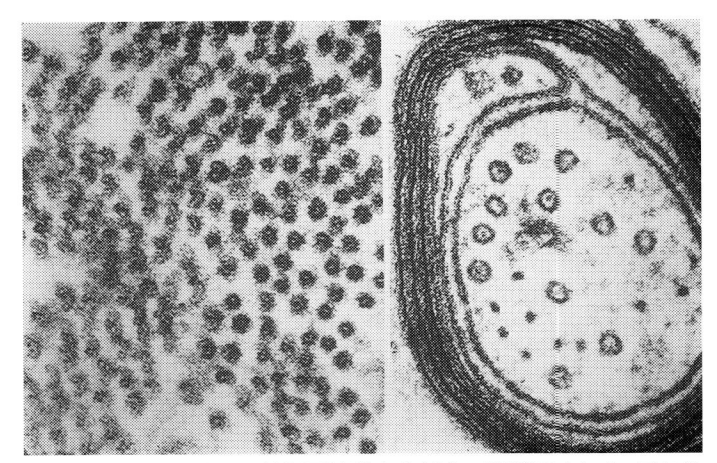

図 12 アルツハイマー神経原線維変化(左)の横断面は丸く,同じ倍率の正常有髄神経の軸索(右)の中の微細管より細く,神経細糸より太く,異なった構造を示す

1961年の American Association of Neuropathologists の年総会において最優秀賞である Weil 賞をいただいたことは,かけ出しの学徒にとって忘れられない喜びであった。こうしてこの仕事はその後私のライフワークの1つともなり,いろいろな新しい知見を手さぐりしながら追いつづけた。

このグアム島の滞在が3つの思いがけぬことをもたらした。1つは parkinsonism-dementia complex という新しい診断名の誕生, 2つ目は平野小体の発見(図3参照)[3], そして3つ目は新婚旅行で1年余り滞在後,長男道雄が誕生したことである。彼は後にハーバードにゆき Einstein 大学卒業後神経内科医となり,現在コロンビア大学の Department of Neurology

の associate professor で,基礎的でアカデミックな研究生活に入り,分子遺伝学の分野の仕事に専心している[8]。

V．お わ り に

 私達がニューヨークに戻り12年後に,グアム島に29歳から56歳までの28年間生活し帰国後パーキンソニズムを呈した82歳の元日本兵男性の神経病理所見が報告され,診断はパーキンソン病であった[9]。グアム島に長年生活し,同島の原始的環境にさらされていたのにもかかわらず,チャモロ族の parkinsonism-dementia complex と異なる臨床および病理所見が指摘されている。このことは病因を考察する上で,貴重な症例報告として注目される。

 たまたま私達がグアムに行ったのは結婚後間もない頃であった。その頃はとくに娯楽施設は乏しく,それどころかホテル一軒すらない,殺風景な,しかし美しい静かな自然の環境に恵まれた島であった(図13)。1992年に International Research Meeting に招待されて,久しぶりにグアム島をおとずれることができた。海岸の一部はハワイのワイキキビーチのような近代設備のととのった素晴しい高層建築のホテルが林立していてその変遷にこの目をうたがった。その際,私は思いがけず,House of Representatives USA の "distinguished service in behalf of medicine and humanity" の額を授与される光栄に浴した。その時にいただいた Congressional Record には私達の

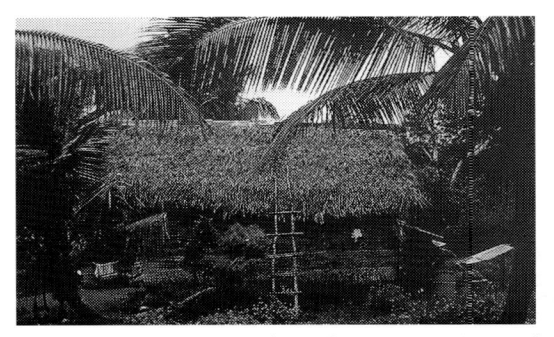

図 13　1959 年に撮影したグアム島のチャモロ族の民家

アパートがリサーチ・ラボラトリーもかねていたことまで記載されているのにびっくりした。さらにその後，1998年にグアムにおける NIH の Research Meeting に出席した折にはグアム政府より大きな感謝状の入った額をいただいた。その中の堅苦しい公式文書の中に，現在グアムの重要な経済的支柱となっている観光産業中，とくに日本よりの新婚旅行が盛んであり，私達がその第 1 号になったことまで記載されているのには驚いた。この日はたまたま私の誕生日にあたり，グアムプリンスホテルで多くの人々からの祝福パーティーを開催していただき感激したことを思い出す。Mr. Jose Torres も私と同じ歳で本当に久しぶりに一緒に楽しい夕べを過ごした。

　以上述べてきたグアムの研究中，何といっても一番びっくりしたことは，あれほど多かった ALS の患者がこの1/4世紀の間に次第に少なくなり，現在では新患はもういないといわれていることである。この間特に特効薬や新しい治療法が使用され

たわけではない。しかし，この1/4世紀のグアムのチャモロ族の生活様式や環境の変化は著しく，日本や米国とほとんど変りない。ALSの原因は尚不明であるが，グアムの現象は注目に値する。現在，家族性ALSの一部にCu/Zn superoxide dismutase(SOD1)の遺伝子の突然変異が発見され，脚光をあびている[4]。しかるにグアムのALSにはこの異常が見出されておらず，神経病理学的にもSOD1の病例に出現する特異な所見は1例もみられていない。NFTおよび他のタウオパチー(tauopathy)の研究も現在グアムの症例には光をもたらしていない。一方日本の紀伊半島のALSの長年に互る調査と研究はグアムのそれと比較して非常に興味深い。とくに最近の一地域におけるALSの存続とPDCの病例の神経病理学的所見の確認が初めて発表されている[10]。ALSもPDCも人類の直面する未解決の重要な課題の1つである。

　グアムのALSとPDCに関しては，NIHを初め多数の研究者により千以上の論文が文献に記録されている[1]。これらの学者の中で，時々グアムを訪れ，または郵送されてくる資料をそれぞれの実験室で検索されている方々の他に，実際グアムに長期間滞在して（多くは1年以上）現地の患者の診療にあたり，資料を集め，その剖検にたずさわってきた日本からの若い医師も少なくない。こうした方々が，現在，毎年春の日本神経学会総会の折に，一堂に会合し，それぞれ，若かりし当時の島での体験や思い出を語り合う催しが生まれている。私も近年になりこの会に参加させていただき，その後の研究の発展および消長

について学ぶ得難い機会に恵まれている。

2000年は松本市での学会の折に村上信之先生のお骨折りで，美ヶ原温泉の松本館にて一席がもうけられた。思いがけずグアム大学のLytico and Bodig Research Projectのディレクターである Dr. Ulla-Katrina Craig も招かれ，かつて Mayo Clinic で研修後グアムに永住し，神経内科医として活躍している Dr. K.-M. Chen を囲み，紀伊の ALS の研究に大きな貢献をされた八瀬善郎教授の御家族および御門下生方，中野今治教授，辻貞俊教授，1999年に東京でのこの会の司会者をされた巻渕隆夫先生，2001年の東京での司会者を担当される府中市の TMIN（東京都神経科学総合研究所）の小柳清光先生など錚々たる学者および御夫人方と本当に和気藹藹の楽しい夕べを過すことができた（図14）。こうしたユニークな素晴しい思い出はグアムでの研究を介して生まれてきた何よりの得難い贈り物である。

文　献

1) Garruto, R.M., Yanagihara, R., Arion, D.M. et al.: Bibliography of Amyotrophic lateral sclerosis and Parkinsonism dementia of Guam. 1-167. NIH Publication No. 83-2622, August, 1983.
2) Hirano, A.: ALS on Guam. In Pursuit of Pathology over 30 years. In Rose, F.C., Norris, F., Kurland, L.T., eds. ALS: Epidemiological and Neurotoxicological Aspects. 415-418, Smith-Gordon, London, 1990.
3) Hirano, A.: Hirano bodies and related neuronal inclusions. Neuropathol. Appl. Neurobiol., 20 : 3-11, 1994.
4) Hirano, A.: Neuropathology of familial ALS patients with

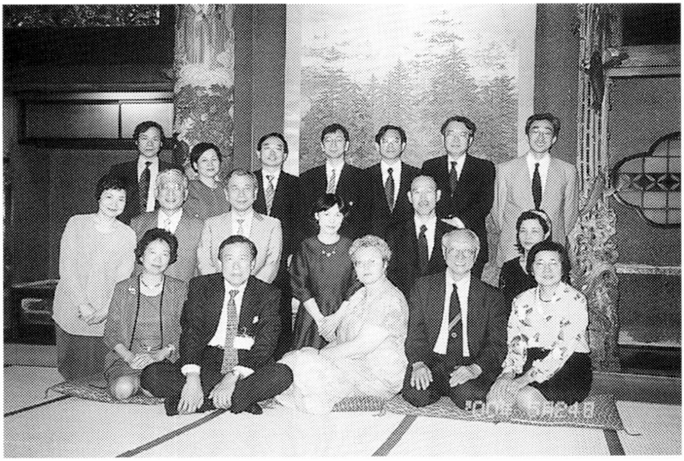

図 14 平成12年5月24日に松本市で開催されたグアム会(筆者夫妻:前列,写真に向かって右から2番目および1番目)

SOD1 gene mutation. Neuropathology, 18 : 363-369, 1999.
5) Hirano, A., Kurland, L.T., Krooth, R.S. et al. : Parkinsonism-dementia complex, an endemic disease on the Island of Guam. Ⅰ. Clinical features. Brain, 84 : 642-661, 1961.
6) Hirano, A., Malamud, N., Kurland, L.T. : Parkinsonism-dementia complex, an endemic disease on the Island of Guam. Ⅱ. Pathological features. Brain, 84 : 667-679, 1961.
7) Hirano, A., Zimmerman, H.M. : Alzheimer's neurofibrillary changes, a fopographic study. Arch. Neurol., 7 : 227-242, 1962.
8) Hirano, M. : Transmitochondrial mice : Proof of principle and promises. PNAS, 98 : 401-403, 2001.
9) 小長谷陽子,吉田眞理,橋詰良夫 他:グアム島密林に28年間孤独生活を送り20年後にパーキンソニズムを呈した一剖検例.脳神経,52 : 167-171, 2000.

10) Kuzuhara, S., Kokubo, Y., Sasaki, R. et al. : Familial amyotrophic lateral sclerosis and parkinsonism-dementia complex of the Kii peninsula of Japan : Neuropathological study and fau analysis. Ann. Neurol., in press.

脳浮腫の電顕による考察の回想

　この半世紀の神経科学部門における新しい研究技術の開発およびその加速度的進歩は驚異的で，古典的疾患がまったく新しい目で見直され，続々と新知見が生まれてきている。その中でも電顕の登場は刮目に値するものであった。Montefioreはニューヨーク市において電顕を設備した最初の病院である。ここではDr. H.M. Zimmermanの下に，Dr. R.D. Terry, Dr. J.C. Harkin, Dr. N.K. Gonatas, Dr. R.M. Torack，谷栄一博士等が情熱をこめ神経病理研究の第一歩をふみ出していた。本稿では，脳浮腫にみられる電顕所見を，私達がたどってきた道を中心に，他の多数の研究者の所見や意見を参考にして，合理的な線をふりかえってまとめてみる[3]。

　炎症性の浮腫は全身のどの組織でも起こる変化である。血漿から由来する浮腫液が血管壁を通過して血管周囲の細胞間隙に出現し，さらに実質細胞の間を通って組織内に拡がる。この場合上皮組織のように実質細胞が密着している場合では，細胞は

離れにくく,その反対に結合組織においてはおのおのの細胞が離れ離れになっているので浮腫は著明に起こる。神経病理学では昔から神経組織の他に筋組織も検査の対象になっている。横紋筋組織では,心筋以外は隣接した筋細胞相互の間には結合はなく細胞間隙が光顕でも見える(内鞘;endomysium)。そこにはコラーゲンおよび線維芽細胞が存在する。浮腫液は血管から出て細胞間隙に拡がり,筋線維はばらばらにひき離され,筋組織は腫脹する。

　これに反して,脳は固定した頭蓋で囲まれているために他の組織にない問題,つまり頭蓋内圧亢進が起こる。その圧は逃げ場がほとんどないために軟らかくて繊細な脳組織にとり致命的な損傷をきたす。ゆえに,神経学上の最も危険な症状は頭蓋内圧の亢進によるものである。これは脳外傷,頭蓋内腫瘍,炎症,血管障害など,多くの原因により起こる。このさまざまの原因中,頭蓋内圧をとくに亢進させるものは脳浮腫(brain edema),すなわち脳の水分の異常な増加である。さてこの浮腫液は一体どこに溜まるのであろうか。

　光顕の標本をみると,肉眼的にあれ程劇的な変化があるのに対して,その所見は単調で,組織がただ海綿状にふくらんでみえるだけである。すなわち,無数のごく小さな空間が穴があいたように細胞の内外に存在し,これは血管周囲と白質に著明で,組織がばらばらに拡がっている。神経病理学で昔から最も広く用いられてきた細胞染色はNissl染色である。Nissl染色では正常脳の灰白質で核小体とNissl小体がとくによく染ま

る。神経細胞は密着せずに筋以上に一つ一つ散在している。その間にはコラーゲンや線維芽細胞はないが，それに相当するグリア細胞が介在する。

　以上の所見から脳の細胞および細胞突起の間には他の組織同様，または，それ以上の広い細胞間隙が存在すると信じられていた。灰白質では神経細胞の間の部分を神経網（neuropil）とよんでいる。このため多くの神経病理学者は，脳の浮腫は一般病理の浮腫と同じように細胞間隙に浮腫液が拡がり，溜まるものと信じていた。

　正常な筋組織を電顕でみると基本的な所見は光顕でみたとおりである。一方，神経組織の電顕像をみたとき，だれもが一様に驚嘆してみつめた所見は，中枢神経組織では細胞と多数の突起がぎっしりとつまっていて，細胞間隙はまったく目立たない存在であるということであった。そして神経細胞およびグリア細胞は筋細胞と異なり，通常基底膜を欠き，わずかのコラーゲンや線維芽細胞は血管周囲にのみ限局しているにすぎなかった。このために中枢神経実質には細胞間隙はないという意見と，きわめて狭いながらも存在するという意見が改めて議論されたほどである。

　さて，それでは脳浮腫の場合に一体，液が溜まる場所はどこかという問題は，神経病理学の第一の好適な研究対象となり，世界各地の研究所でヒトの脳の浮腫の部分の生検や実験動物の脳に作られた各種の浮腫が調べられた。こうした研究者が一様に見出した所見は星状細胞の腫脹である。この腫脹した星状細

胞は,空間が水のたまったように白く抜けて拡がり,よく目立つ所見である。星状細胞の突起はよく発達しており,血管の周囲をくまなく取り囲み,神経細胞に達し,その細胞体のみならず樹状突起およびシナプスを囲み,さらに脳の全表面を取り巻いている。この脳浮腫の電顕による星状細胞の分布の解析は,中枢神経系灰白質の基本的組織学的構造を理解するのに大きな貢献をしている[1]。一方,目標としたもともと狭い細胞間隙は広くなるどころか,むしろ腫脹した星状細胞に押されてより狭くなり,ますます見えにくくなり,すっかり影をひそめてしまっていたのである。このまったく思いがけぬ所見から,脳では他の組織と異なり,浮腫液の溜まるのは星状細胞の中であるという,昔は夢にも考えられなかった,まったく新しい考え方が生まれたのである。それは,脳では星状細胞が他の組織の細胞間隙の役割を果たすという見解で,他のどの組織にもみられぬ脳だけの特色として,一世を風靡した。1960年代前後の論文はすべてこの点を述べている。

　初期のヒトの生検は脳の表層より標本を取り,動物実験にはネズミとかハツカネズミとかの小さい動物が用いられた。これは電顕用の材料はきわめて小さくなければならないこと,手術上の便宜,実験費や手数を考えればもっともなことである。ネズミやハツカネズミではヒトに比較して,白質がきわめて狭い。そのために,脳の浮腫の研究の対象とされていたのは大脳皮質表層部であり,白質ではなかったのである。白質が浮腫のおもな舞台であるから,当然その白質を調べるべきである。と

ころが，当時の電顕の材料を作る技術上の不備により，髄鞘がすぐに不規則にこわれ，組織が一見してアーチファクトで荒らされており，正常所見の基準がわからず，注意深い研究者の立ち入りをはばんできたのである。ところが包埋材料の改良により，この点が多いに改善され，髄鞘が比較的よく保存されるようになり，白質を目標とした研究が始まった。こうして，浮腫を起こしている白質を調べた人びとは，灰白質とはまったく異なった所見を得た。すなわち，白質では細胞突起がばらばらになる。つまり細胞間隙が白く抜けて拡がっている所見を得た。このことは従来の光顕からの見解や，全身の他の組織の所見と一致し，きわめて妥当なことと認められた。その結果，脳の浮腫は白質が主体で，そこでは細胞間隙に，灰白質では星状細胞の細胞内に液が溜まると一般に信じられるに至った。この考えは現在ですら最も普及している説であるらしい。

　以上の論説はきわめてもっともと思えるが，ここには重大なことが度外視されている。いうまでもなく，中枢神経は適切な固定がきわめて難しい。そのためにさまざまのアーチファクトが入りこんで真の所見を得ることが難しい。そのアーチファクトの第一にあげられるのが実は星状細胞の透明な拡張であり，白質では有髄神経がばらばらになることである。正常動物の脳を注意深く調べれば，上述の電顕の浮腫の所見といわれているものとまったく同じとはいえないにしても，きわめてよく似た所見を得ることができる。浮腫の起こっている部分は組織に何らかの障害をうけており，アーチファクトを起こしやすい条件

をそなえていると思われる。浮腫液は本当に電顕上白く抜けて拡がっていて構造のない液ではないかもしれない。さらに，異なった原因で生じた脳浮腫の所見がいつも同一であるというのは本当だろうか？

　何よりも大切なことは，正常動物の脳を適切に固定して，その正常像を改めて調べることである。これに対して灌流固定の利用が大きな貢献を果たし，星状細胞の透明な拡張や髄鞘のゆがみを画期的におさえることができるようになった[8]。つぎに，みえないものをspaceとして追跡するのでなく，電顕でみえるトレーサーを血管内に注入して，それがどのように移動して脳実質のなかに入ってゆくかを追跡する方が確実性のある研究法である。こうして調べると，正常の筋では予期された如く，トレーサーは血管外に出て，細胞間に拡がり，以前の所見に都合よく一致する。しかし，正常脳ではトレーサーは血管外に出ない。すなわちトレーサーに対して血液―脳関門がある。それに対して，浮腫の場合は，この関門は破れ，トレーサーは細胞間隙に拡がる[4]。これは灰白質でも白質でも起こる。従来の所見とは異なり，電子密度が高く黒くみえるトレーサーの侵入しているのは，狭い細胞突起の間隙である（図15）。今まであれほど問題にされた星状細胞の中は全然入っていない。トレーサーを用いたこの研究は私にとって，電顕の最初の論文となった。たまたま米国の病理学の一流誌である"American Journal of Pathology"45巻の第1頁に掲載されて多数の別冊請求のハガキをいただいたことは，私にとり何よりのはげまし

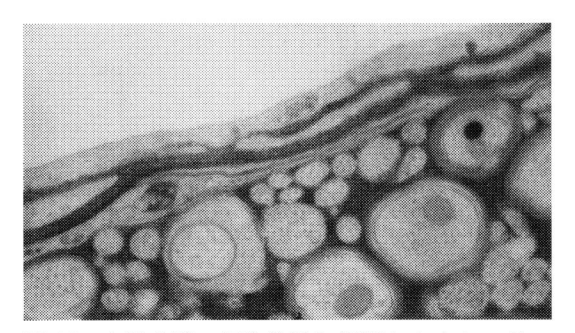

図 15 大脳白質の細胞外腔に浸潤したトレーサー
(horse radish peroxidase)[2] (×37,000)

となった。これに引き続き，電顕下で黒くみえるトレーサーを含んだ浮腫液の動きを好奇心一杯に闇の中で手さぐりで物をさがすように追求した。これから得られた知見は，次々と諸雑誌に採用され私にとって張り合いを感ずるめぐまれた時期であった。

さて，次の問題は，なぜトレーサーは正常脳の血管から外に出ないかということである。脳の毛細血管と他の組織，たとえば筋の毛細血管とにはその構造の違いが認められる[7]。脳の毛細血管には窓のようにみえる fenestration(pore) といわれる構造がなく，内皮細胞間にはタイトジャンクションが存在し，細胞内の飲み込み小胞 (pinocytotic vesicle) がきわめて少ないという特色がある。筋の毛細血管の場合には窓はないが，オープンジャンクションを持ち，細胞内には多数の飲み込み小胞がある。トレーサーを入れると，オープンジャンクションにも飲み込み小胞にも入りこみ，血管外に出てゆくのに対し，脳では

タイトジャンクションで阻止され，飲み込み小胞はトレーサーを運ばず，トレーサーは血管外に出ない。

それでは，浮腫の場合に，トレーサーはどういう道をたどって血管壁を越えるのであろうか？　これについては少なくとも5つの可能性がある。第一はタイトジャンクションがオープンジャンクションに変わること，第二は飲み込み小胞の数が増加し，トレーサーを運搬するようになること，第三は内皮細胞に大きく不規則な入り込みができて大量の液をとりこみ，外にはき出す変化を起こすこと，第四は細胞膜が異常に透過性を増し，拡散により直接通過すること，第五はfenestrationが作られること。これらを支持する所見はそれぞれ得られているが，それに対する解釈や意見は現在のところまったく一致しているわけではない。その他実際の病変では出血，白血球や腫瘍細胞の血管壁通過などはじめ，血管内皮細胞の増殖や壊死も起こる。

次に，浮腫はなぜ白質に著明なのかについて，筆者はこの現象をある程度，形態学上から説明できると思う。灰白質では，神経細胞の樹状突起は大きな拡がりをもってそれぞれ別方向に伸展し，無数の枝分れをなし，それらに対して多数の神経細胞の軸索の末端があたかも木の葉のようにシナプスを形成している。さらにシナプスには星状細胞の突起が複雑に関与している。この樹状突起はその名称の如く各方向に拡がり枝分れしていることは，白質で同じ種類の軸索が束をなして同じ方向に走っているのとまったく異なる所見である。灰白質では多数のシ

ナプスが強い接着装置として存在している。さらに灰白質の星状細胞の末端は面をなして拡がり，斑点状の癒着やギャップジャンクションが多数存在し，互いに結合されている。つまり無数の突起がそれぞれ釘や糊づけされたような構造をもった灰白質では，たとえ細胞間隙に浮腫液が侵入しても拡張はきわめて制限され，比較的抵抗の少ない所に流出すると思われる。それに対して，白質には有髄，無髄の軸索が主体をなし，その間には一般に接着装置はない。白質にはシナプスはほとんどなく，細胞突起はばらばらになりやすい構造になっている。また白質には細静脈（venule）が多く，細静脈は損傷に対して抵抗が弱いともいわれている。以上の説明は浮腫液の流出ばかりでなく，脳実質内出血および腫瘍細胞の浸潤が白質の軸索の走行にそって起こるなど，様々の病変の動きや流れにもあてはまると思う。

炎症性の浮腫液は血漿に起源し，電顕で構造のない透明な無地にみえるものではなく，濃淡の差はあっても，血漿に似た所見を示す。細胞間の無地の空間はアーチファクトのほかに浮腫液が固定その他の操作過程において他の物質で洗い流されて，最後に包埋剤におきかえられた結果である。脳浮腫は以上述べてきた炎症性浮腫の他に，いわゆる細胞毒素性浮腫もある。たとえば triethyltin の中毒による脳浮腫は白質の有髄線維を構成している中枢性髄鞘の intramyelinic sprit による。この場合血液─脳関門の破綻はなく浮腫液は全く無構造であり，Na，Cl と水分で構成されている。この液は脳の細胞外腔や，

グリア細胞内でなく，発生上髄鞘内の細胞外腔に相当する周期間線の局所的拡大部に限局する[5]。

最後に，当然のことながら浮腫液は電顕像で示されるように停止しているものでなく，時間の経過とともに移動し，種々の細胞の中にとり込まれ，その各時期の所見は異なる。たとえば多糖類をネズミの脳の中に挿入した場合に，浮腫液はまず白質の細胞間隙に拡がり，1週間後にはほとんどすべての多糖類を含んだ液はグリア細胞およびマクロファージの中に入り，細胞は球のようにふくれ上がり細胞外腔の中には認められないのはそのよい例である[2]。最近浮腫病巣の修復機序についての生田房弘名誉教授のすぐれた形態学的研究の総括が単行本として刊行されている[6]。

私達の脳浮腫に関しての主な研究論文は1966年後半から1969年にかけて諸雑誌に掲載された。そして1968年のウィーンを皮切りに，6回にわたるベルリン，カラカス（ベネズエラ）および東京などでの脳浮腫の国際シンポジウムに参加でき，その他世界各地の諸学会に招待され脳浮腫についての広い分野の研究者に会う機会に恵まれることができた。

文 献

1) De Robertis, E., Gerschenfeld, H.M. : Submicrcscopic morphology and function of glial cells. In : Int. Rev. Neurobiol., 3 : 1-65, 1961.
2) Hirano, A. : The fine Structure of brain in edema. In : The Structure & Function of Nervous Tissue. Vol. 2. 69-135. (ed. by

Bourne, G.H.), Academic Press, New York, 1969.
3) 平野朝雄：浮腫に伴う脳の微細構造の変化．神経病理を学ぶ人のために．3 版. 254-269, 医学書院, 東京, 1992.
4) Hirano, A., Zimmerman, H.M., Levine S. : The fine structure of cerebral fluid accumulation. III. Extracellular spread of cryptococcal polysaccharides in the acute stage. Am. J. Pathol., 45 : 1-19, 1964.
5) Hirano, A., Zimmerman, H.M. : Intramyelinic and extracellular spaces in triethyltin intoxication. J. Neuropathol. Exp. Neurol., 27 : 571-580, 1968.
6) 生田房弘：Glia 細胞．クバプロ，東京, 1998.
7) Karnousky, M. : The ultrastructural basis of capillary permeability studied with peroxidase as a tracer. J. Cell Biol., 35 : 213-236, 1967.
8) Palay, S.L., Mcgee-Russell, S.M., Gordon, S. et. al. : Fixation and neural tissues for electron microscopy by perfusion with solution of osmium tetroxide. J. Cell Biol., 12 : 385-410, 1962.

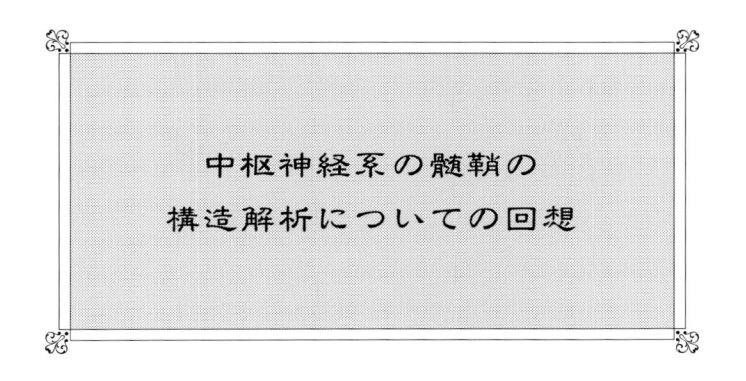

中枢神経系の髄鞘の
構造解析についての回想

I. は じ め に

　本稿では神経系の中でもユニークな構造物質の1つである髄鞘をとりあげ，中枢神経系の髄鞘の構造ならびに病変について，私のたどってきた道を紹介する[2]。

　髄鞘は神経組織にのみ存在し，逆に髄鞘があれば神経組織であるといえるほど，質的にいっても独特な物質であるが，その量からみても中枢神経の白質および末梢神経の主要成分をなしている。そして神経成分中よく目立つ髄鞘は神経系の光学顕微鏡による検査の最初の研究対象となり，それ以来神経を構成する諸要素の中でも，最もよく調べられているものの1つである。しかし髄鞘の構造の解明に大きな進歩をもたらしたのは電子顕微鏡による所見で，これは1950年代後半からである。

　病理診断上最もよく用いられているのは組織をフォルマリン

固定後，パラフィン包埋し，その切片標本を hematoxylin-eosin で染色する方法である。これは神経組織の腫瘍，炎症，血管障害などの病変をみるのには極めて有効な方法である。しかし，髄鞘の病変に関しては判定しにくいことが多く，時にはその存在の有無すら確認しがたいほどである。

II. 末梢性髄鞘

髄鞘の研究はまず末梢神経から始まった。hematoxylin-eosin 染色以外の特殊染色により，末梢有髄神経の種々の構成要素を染め分けることにより次のような所見を明白に把握することができる。例えば，reticulin 染色で結合組織線維をもった線維内鞘（endoneurium）が1本1本の有髄線維をとりかこんでいること，また，髄鞘染色や軸索染色により髄鞘そのものや，軸索をそれぞれ染め分けることができる。これらの光学顕微鏡所見に比べ，電子顕微鏡では1枚の写真ですべてのこうした構成要素を，しかもその微細構造まで明白にみることができる大きな長所がある。多くのパイオニアのめざましい業績により，末梢神経の髄鞘は1つの Schwann 細胞の突起が，1本の軸索の周囲を螺旋状にとりまくことにより形成されるという Geren の偉大な着想が確認されている。

末梢有髄神経では Schwann 細胞の細胞膜は基底膜でおおわれ，さらにその周囲には膠原線維や線維芽細胞を含む細胞外腔が明白に存在する。Schwann 細胞の細胞膜は，他の細胞同様

に単位膜（unit membrane）で，その内膜が癒合してできたのが周期線（major dense line）で，その外膜が接してできたのが，周期間線とよばれる層で，理論上細胞外腔の延長とみなされる。これらの2層は規則正しく配列され，螺旋状に軸索のまわりを幾重にもとりまいている。そして軸索とSchwann細胞の間には髄鞘と軸索のスペース（periaxonal space）という細胞外腔が形成されている。

1本の軸索をかこむ1つのSchwann細胞と，すぐ隣のSchwann細胞の間には，Ranvier絞輪があり，共通の基底膜がおおっている。Paranodeとよばれている部分は周期線が，その縦断面でループ状に拡がり規則的に軸索をかこんで配列されている。さらに髄鞘の内部でも周期線が紡錘状にひろがり，規則的に配列されたSchmidt-Lanterman裂溝がある。

III. 中枢性髄鞘

こうした末梢性の髄鞘の構造に対し，中枢性の髄鞘はどうであろうか？　多発性硬化症は中枢性の髄鞘が選択的に脱落するのに対し，末梢性の髄鞘はおかされない。またtriethyltin中毒の場合，中枢性の髄鞘に強い変化を来すのにもかかわらず，末梢性の髄鞘は正常に保たれている。Guillain-Barré症候群の場合，選択的に末梢神経の節性脱髄をおこす。さらにある種の遺伝性のネズミにおいては中枢性の髄鞘の形成不全を来すのに，末梢性の髄鞘は正常につくられる。こうした生物学的な相

違の他に，染色性でも，中枢と末梢の髄鞘は明らかな相違がみられる。例えば luxol fast blue-periodic acid Schiff 染色を行うと，中枢性の髄鞘は青く染まるのに対して，末梢性の髄鞘は紫に染まる。これは末梢性の髄鞘が luxol fast blue の青い色の上に，さらに periodic acid Schiff の赤色もとるので，2つの色が重なって紫となるからである。この点を利用して，中枢性か末梢性かの髄鞘の判定を下すこともできる。こうして多発性硬化症の脱髄巣に Schwann 細胞が入りこんで末梢性の髄鞘を作る場合のあることが示される。さらに，中枢性と末梢性の髄鞘の化学組成や，免疫性の相違も明らかにされている。

それでは中枢性の髄鞘の構造はどうであろうか？　初期すなわち1950年代の電子顕微鏡による所見は，研究者の非常な努力にもかかわらず，末梢のようにはっきりせず，諸説を生む結果となった。例えば，末梢では軸索の周囲を Schwann 細胞の突起がとりまいて髄鞘が形成されるのに対して，中枢性の髄鞘は稀突起グリア細胞（oligodendroglia）の細胞体内で層状に形成されるとか，末梢では1つの Schwann 細胞が1本の軸索の周囲に髄鞘を形成するのに対して，数個の髄鞘形成細胞が1本の軸索の髄鞘形成に関与するとか，また中枢性の髄鞘形成は原則としては末梢と同様であるとみなす学説などである。

そもそも末梢と異なり中枢神経の固定は困難で，固定操作の過程における人工変化が強く，生来の組織像が大きく歪められてしまう。中枢神経系の白質の中で，比較的よく固定できるのは末梢神経のように細長くくも膜下腔に突出した視神経であ

る。この視神経を非常に注意深く固定することにより，1960年のほとんど同じ頃に，H.R. Matsurana と A. Peters が，それぞれ，目の覚めるような素晴しい中枢性の髄鞘の電顕像を発表し，中枢性の髄鞘も本質的には末梢性の髄鞘の如く軸索の周囲を螺旋状にとりまくことを示した[2]。しかし，さらにいくつかの重要な相違点も指摘している。つまり，中枢では，髄鞘形成細胞である稀突起グリア細胞の細胞体は，末梢の Schwann 細胞のように軸索の周囲に接してみられるのではなく，中枢性の髄鞘の外側の細胞部分は，横断面で，ごく小さなループ状の細胞突起として認められ，outer tongue とか outer loop とか名づけられている。そして細胞膜は基底膜を欠き，細胞外腔は極めてせまく，そこには膠原線維や線維芽細胞はないことが判明した。その直後1961年に，M.B. Bungi らも脊髄における中枢性髄鞘の見事な所見を発表している[2]。これは脊髄では脳と異なり，白質が外側を占めているのでくも膜下に注入された固定液が作用しやすいことを利用したためである。

　この時期に，中枢神経の微細構造の研究に，最も画期的進歩をもたらしたのは，1962年の S.L. Palay らの灌流固定法の採用である。これにより脳の固定は一段と改良され，さらに包埋剤および固定液の改善と相まって中枢神経の電顕像は大変みやすくなった。しかし脳内深部にある大脳白質の髄鞘の固定はやはり非常にむずかしく灌流固定をしてすら，髄鞘の解剖関係が明白につかめるとは限らない。その理由の1つは中枢の髄鞘は末梢に比較して相互に密接に配置され，その細胞間隙はあま

りにせまく隣り合わせの髄鞘は直接に細胞質なしに接し，その接触面は髄鞘の内部と全く同様の所見を示す。このために1つ1つの有髄線維の境界を同定することすら必ずしも容易でない。さらに血液—脳関門の問題もあり，脳の白質の固定は思うにまかせぬ状態であった。

　一方，脳浮腫は神経医学の中でも切実な課題であり，神経病理においても重要な研究テーマである。この脳浮腫の主体を占める血管性浮腫の場合，病巣部において血液—脳関門が破れ血行性の浮腫液が細胞外腔に浸入し，主として白質に流れこむ。この浮腫の状態では1本1本の有髄線維は浮腫液の浸入によりばらばらになる。さらに灌流固定のために注入された固定液は血液—脳関門の破れている箇所より白質に流れこみやすいらしく，浮腫部の1本1本の有髄神経の固定は良好である（図16）。

　このことを利用して，実験動物の大脳白質の有髄神経を調べたところ，以前記述されていた所見の他に，いろいろと思いがけない新しい所見が出てきた。

IV. 脳浮腫に伴う有髄線維の変化の解析

　中枢性の髄鞘では細胞質のある部分は，横断面では小さなinner と outer loop に限られているが，その中には，これまで少数の微細管，神経細糸，または時には小さな滑面小胞体の断片がみられているにすぎなかった。ところが，その他にミトコンドリアとかデンズボディズ（dense bodies）とか細胞小器官

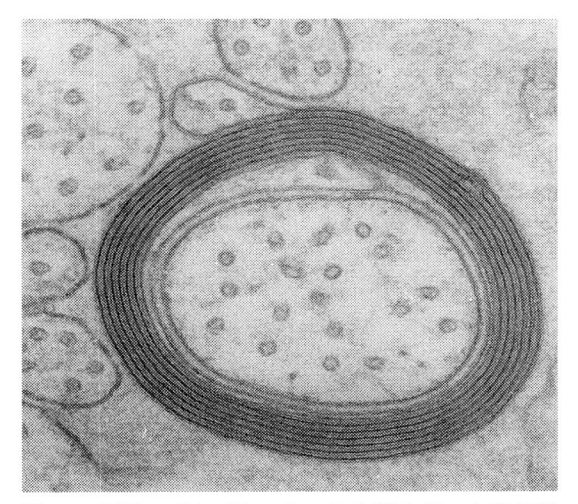

図 16 浮腫でばらばらになった大脳白質の有髄線維の横断面

がしばしばみられることに気づいた[5]。これらの細胞小器官はinner loopやouter loopで新しく形成されたと考えない限り，これは核周辺部から移動してきたことになる。中枢では成熟脳の場合には稀突起グリア起細胞と髄鞘との連結はみられていなかったので，間接的に連結を推定させる所見として注目をひいたわけである。さらに，時にはouter loopがループの形でなく細長くのびている像もみつかり，細長く延長した細胞枝の存在が想定された。浮腫液と固定液によりばらばらになった大脳白質の有髄線維の髄鞘では周期間線は横断面で末梢神経のそれと同様にやはり二重にみえることも新しい知見として得られた[5]。私の研究論文はそれまで神経学と病理学の専問誌にかぎ

られていたが，こうした髄鞘についての検索はより基礎的な生物学の分野に属すると思い，当時この分野では最も権威あるアカデミックな雑誌といわれていた Rockefeller の "Journal of Cell Biology (JCB)" に，生まれて初めて思いきって投稿してみた。そして採用通知をもらった時は本当にびっくりし，そしてうれしかった。そしてその2年後に，髄鞘が直接に細胞と連続した1枚の電顕像をとらえることができた。この像を観た夜の感激は忘れられない。このたった1つの電顕像をもとにきわめて短い論文を書いて JCB に投稿した[1]。この電顕像は多数の髄鞘を撮った中でも，全く僥倖ともいえる写真で，その後もこれ程はっきりした所見は成熟脳ではとらえられていないらしく，20年を経過した現在でもある教科書や，モノグラフにはこの原図が引用されている。形態学を専攻してきた賜物である。これにより従来想像されていたように，中枢性の髄鞘は末梢性のそれと同様に髄鞘形成細胞の突起が伸びて軸索のまわりをかこみ，その間の連結は成熟後も存在し，かつ1個の細胞が多数の分枝を送ってそれぞれ軸索の周囲に髄鞘を形成することが裏付けられた。また逆に，稀突起グリア細胞が中枢性の髄鞘形成細胞であることが確認され，稀突起グリア細胞はどういう電顕像を示すものかが明白になった。

　一方，その他にも成熟した動物の白質にもかかわらず，あたかも発育期の動物の白質にみられるような髄鞘形成過程そっくりの像や，さらに中枢にはみられないとされていた Schmidt-Lanterman 裂溝や，1本の軸索を2組の髄鞘が完全にとりか

こんでいるような思いがけぬ像すらしばしば認められた。一般に中枢神経は一度破壊されると再生はおこらないとされていた。しかし以上述べた所見は，この従来の一般的考え方に反して，中枢で髄鞘の再生がおこることを示していることになる[1]。

こうした所見をもとにして，髄鞘形成細胞が軸索のまわりを螺旋状にまくこととは逆に軸索からときほぐしてゆくことを想像してゆくと，髄鞘は実は高度に伸展された髄鞘形成細胞の突起の中央部に形成された板状の構造物とみなされる[3]。そして，その周囲を細長い細胞質がふちどっていることになる（図17）。このモデルをみる度になんとなく，うどんをめんぼうでのばす情景を思い出す。

このモデルを図18のようにいろいろに工作してみると，以上述べた様々の異常な髄鞘像を説明でき，いずれも髄鞘形成過程の変形とみなされる。さらに末梢性の髄鞘のSchmidt-Lanterman裂溝はinner loopと外側の細胞質部の間の細胞質の近道として表現できる。この考え方をさらに発展してゆくと，inner loopとかlateral loopとかSchmidt-Lanterman裂溝は，髄鞘を形成または維持するための細胞質の通路であり，この道は髄鞘の層が厚い場合には非常に長いものになる筈である。髄鞘はたえず代謝を必要とされるであろうし，その変化に応じて細胞体との割合や通路は如何に変化してもよい筈で，その過程の1こまが以上述べた髄鞘の異常像として出現することになる。

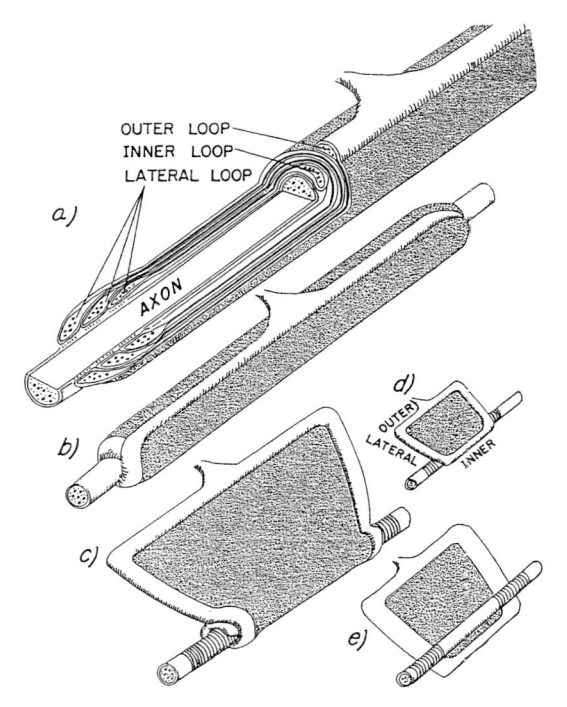

図 17 中枢性有髄神経を外から順にはがした仮想図
（文献3より引用）

　このJCBに掲載された論文[3]の別冊要求は，それまでの私の論文に比較して思いがけぬはるかに長い期間続き，私が通常用意する300部の別冊は1カ月以内にすっかりなくなってしまった。ちなみに，日を追っての別冊要求のハガキの枚数をグラフにとってみたところ，日と共に一直線に伸びつづけ長い間下向きの減少カーブにならなかった。それに伴い，その後，この

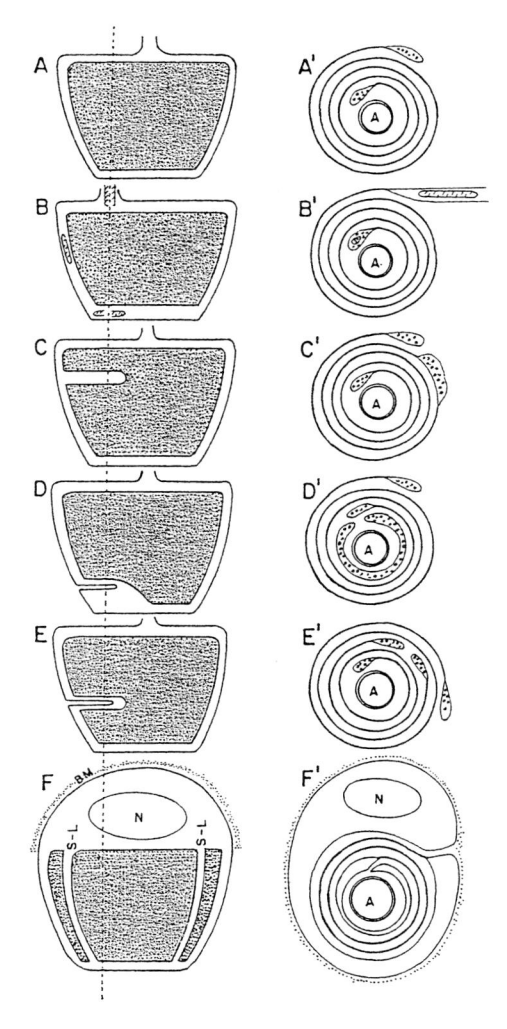

図 18 有髄神経を形成する髄鞘板
(文献3より引用)

論文の引用も，より多く，かつ長い間続き，改めてその当時のニューロサイエンスにおける髄鞘についての関心をもつ読者層の広さに驚嘆した。ファックスやコンピューターを利用できる現在では，こうした活発な郵便による別冊要求のあったことはとうてい想像できないことである。ちなみに，この論文は翌1968年度の Montefiore Medical Center における Henry Moses Research Award（First Prize）に選出されたことをなつかしく思い出す。しかし私にとって生き生きとした喜びは何といってもこの研究に没頭して時を忘れていたことにあった。

さて，稀突起グリア細胞の数と有髄神経の数を比較すると，稀突起グリア細胞という名とは逆に，多数の細胞突起をもち多突起グリア細胞（polydendroglia）といいたくなるくらいである。その一見めだたない突起が，実はその末端で広大なひろがりをおこし，しかも髄鞘という独特な構造を形成していることになる（図19）。そして多数の髄鞘は1つの共通した稀突起グリア細胞により支配され，さらに1つ1つの稀突起グリア細胞は interfascicular oligodendroglia といわれるように，数珠状に配置されている。その隣接した細胞膜間には特殊な分化がみられることから，これらの構造は有機的な関連をもっていることが想像できる。そして核から最も遠くはなれた inner loop は軸索という神経細胞にのみ接し，さらに lateral loop の軸索との接触面には transverse bands とよばれる中隔性結合（septate junction）に似たユニークな構造を形成している[4]。

髄鞘板の模型図は脱髄病変の発生機序の解明にも応用され

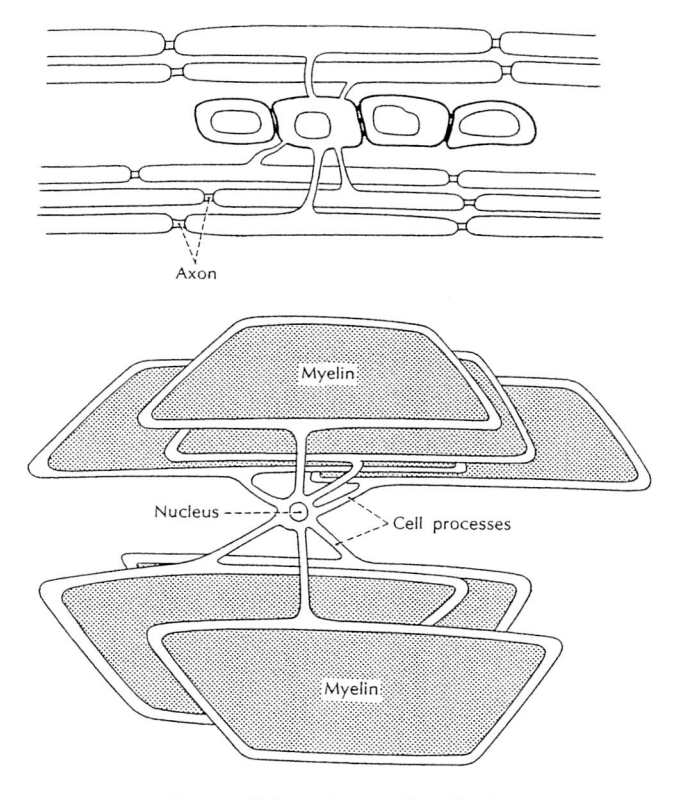

図 19　稀突起グリア細胞の模型図
（文献 6 図93より引用）

る。例えば "Syrian hamster with hind leg paralysis" とよばれる後肢の麻痺を来す動物モデルがある。このハムスターのSchwann 細胞の inner loop に出現する平野小体の蓄積はループ内の流れの障害をおこし，神経細胞の軸索流の障害が末梢神

経障害を来すと同様に,脱髄を来すと想定される[5]。ちなみにこの髄鞘板の模型図は現在組織学や,主な神経病理の教科書にはいろいろと修飾されて稀突起グリア細胞の解説として掲載されている。原図がJCBに書かれてから,すでに30年以上経過していて,その原著の引用は"Scientific American"にAlbert Einstein大学の学友の一人であるDr. William Nortonがすばらしい総説を発表して以来消え去って,時代の流れと共に,私達の想像図が,学問の流れの中にとけこんでいるのに満足している。

文　献

1) Hirano, A. : A confirmations of the oligodendroglial origin of myelin in the adult rat. J. Cell Biol., 38 : 637-640, 1968.
2) 平野朝雄:特別講演.髄鞘の構造と病変について.臨床神経学, 19 : 809-817, 1979.
3) Hirano, A., Dembitzer, H.M. : A structural analysis of the myelin sheath in the central nervous system. J. Cell Biol., 34 : 555-567, 1967.
4) Hirano, A., Dembitzer, H.M. : Further studies on the transverse bands. J. Neurocytol., 11 : 861-866, 1982.
5) Hirano, A., Zimmerman, H.M., Levine, S. : Myelin in the central nervous system as observed in experimentally induced edema in the rat. J. Cell Biol., 30 : 397-411, 1966.
6) 平野朝雄,冨安斉:神経病理を学ぶ人のために.4版.医学書院,東京, 2003.

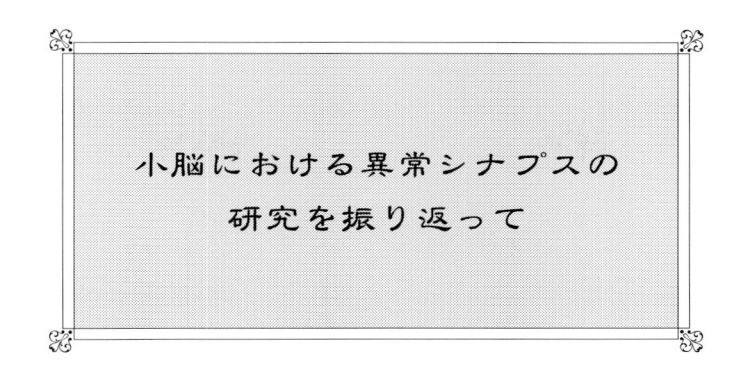

小脳における異常シナプスの研究を振り返って

本稿では，小脳における異常シナプスについて，主として1970年代後半の私達の研究を振り返り，まとめてみる[1]。

I．Purkinje 細胞の unattached spine

この半世紀に多くの新しい神経変性疾患名が誕生している。1962年に J.H. Menkes らは毛髪異常を伴い男子に発生する脳の変性疾患を記載し，鴨下重彦先生が提唱し，"Menkes の kinky hair disease" と命名された。この名前は頭髪が，特徴的にちぢれて，顕微鏡下で，周期性を持った捻りを示すことによる（図20）。この病気では，小脳の Purkinje 細胞の細胞体はイガグリのような小突起が四方に突出して，特異な光顕像を示す（図21）。その樹状突起は，正常と比べると，著しく発育が貧弱である。そして，これらの突起の表面からはゴルジ法で無数の棘（spine）が付着しているのが認められている。正常の

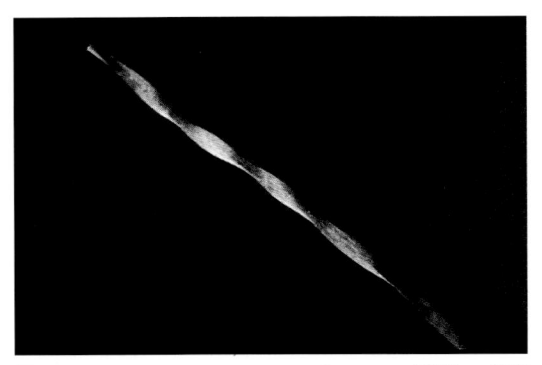

図 20　Menkes の kinky hair disease の頭髪の光顕像

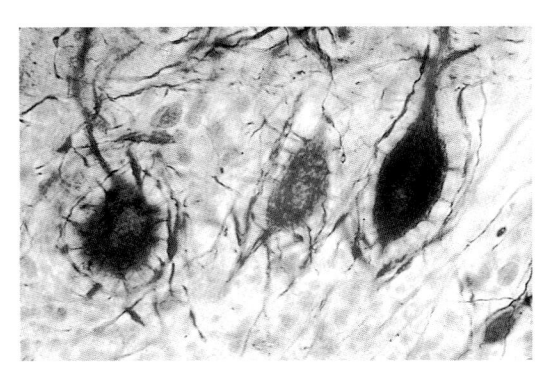

図 21　Menkes の kinky hair disease の Purkinje 細胞の銀染色像

　Purkinje 細胞の棘は樹状突起の末梢部に分布され，これが細胞体や樹状突起の基幹部から出ることはない。Kinky hair disease における棘様の突起を，電子顕微鏡で見ると，正常な Purkinje 細胞の棘と同じ微細構造を示す。しかし kinky　hair disease の場合には，多くの棘は，正常と異なり相手のシナプス前終末がない。そもそも kinky hair disease では小脳の顆粒細胞が少なく，分子層は薄い。Purkinje 細胞の棘の大多数は，顆粒細胞の軸索の末端と対になりシナプスを形成しているのであるから，Purkinje 細胞の数に対して，顆粒細胞の数が少ない場合にはシナプスを形成できない棘が認められるのはもっともである。

　さて，次に別の疾患であるヒトにおける顆粒細胞が極めて乏しい顆粒細胞型の小脳萎縮症をとりあげてみる。この場合には分子層の形成が悪く，他の病気ではめったにみられない Purkinje 細胞の配列が不規則に乱れている像すら認められる。こうした Purkinje 細胞の変形にもかかわらず棘は存在し，しかもその数は kinky hair disease よりはるかに多い。そしてこれらの棘の大多数はシナプス前終末を欠く。つまり相手のない棘 (unattached spine) である。

　私はグアム島のチャモロ族の ALS や parkinsonism–dementia complex の研究にたずさわっていたが，その原因の1つとして，チャモロ族が食用にしたソテツの実（cycad seed）の中毒がとりあげられていた。これはDr. M.G. Whiting という栄養学者が提唱し，Dr. L.T. Kurland の指導により多くの動物実験が試みられた。私も馬とかネズミとかいろいろな動物の大脳，小脳，脊髄を調べてみたが，異常所見は得られなかった。

　ところが，岐阜大学の Dr. I. Hirono はソテツの実からとっ

た有毒物質であるサイカシン（cycasin）を，成熟した動物でなく，生後間もないマウスまたはハムスターに与え，顆粒細胞型の小脳萎縮症を作るのに成功した。この動物の病理所見はヒトのものと同様である。実験動物では，ヒトの剖検例と異なり，固定条件が良いため，電子顕微鏡で，棘の問題を詳しく検討することができる。そこで，この実験動物の小脳皮質の電顕的検索を行った[4]。

　正常マウスの小脳分子層には顆粒細胞の軸索である平行繊維が多数存在する。この細い軸索の中には2～3個の微細管以外の細胞小器官はほとんどみられない。この軸索は局所的にふくれてシナプス前終末を形成する。このシナプス前終末の中には，多数のシナプス小胞があり，棘に接する辺縁部に集合している。この Purkinje 細胞の樹状突起棘の中には滑面小胞体の断片とごく少数の神経細糸が見られるだけで，ミトコンドリアとか微細管はない。このシナプス複合体は全体が星状細胞の突起により包まれている。この樹状突起棘のシナプスを形成している部分の原形質膜は厚く，平行繊維からのシナプス前終末との間の細胞外腔はより広い。そこには cleft material とよばれている電子度の高い構造が存在する。

　サイカシンを与えたマウスの分子層をみると，平行繊維がなく，シナプス前終末も認められない。しかし，それにもかかわらず，シナプス後要素（post-synaptic element）に当たる棘があり，しかも多数の棘が群をなして星状細胞の中に埋もれている。こうした棘には postsynaptic membranous thickening

に伴って cleft material が星状細胞の細胞膜の間に認められる。そしてこの接触面は正常のシナプスの接触面のように周辺の細胞外腔より広くなっている。

実験的サイカシン中毒マウスにおける小脳病変は，病変の強さはいつも一定しているわけではなく，動物により相手のない棘が多数みられることも，あまりみられないこともある。これに対し，Dr. R.I. Sidman の記載した weaver という遺伝性のマウスの疾患では，恒常的に顆粒細胞型の小脳萎縮症を見ることができる。すなわちおびただしい数の相手のない棘（図22）を発生する[3]。その為に，相手のない棘の研究に適している。

Weaver マウスで，PTA（リンタングステン酸），ヨウ化ビスマス，酢酸ウラニルなどのシナプスを染める特殊染色法を使用して相手のない棘と正常の棘を比較した結果，両者は区別できなかった。さらに凍結割断法（freeze-fracture）の電顕像

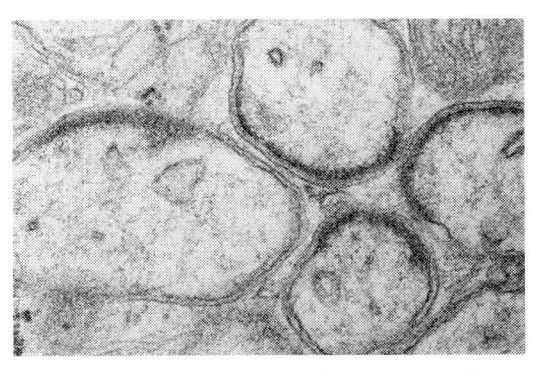

図 22 Unattached spine(weaver マウス)

でも同様であった。

　この相手のない棘の最初の報告は1971年にジョンズホプキンズのDr. Robert Herndon, Jr. らによりなされている。彼らは生まれたばかりの猫に汎白血球減少症ウイルスを感染させて，顆粒細胞型の小脳萎縮症を作り，その電顕像を発表した。その写真の中に相手のない棘が掲載されている。

　こうして，ウイルス感染とか中毒とか，遺伝性とか，原因はいろいろ違っていても，これらの顆粒細胞型の小脳萎縮症の場合には，平行繊維も，それから出るシナプス前終末もないのにかかわらず，Purkinje細胞の樹状突起棘は発生し，保存されているという共通の所見がみられる。その他にも，たとえば放射線をかけたり，シトシンアラビノシド（cytosine arabinoside）を与えても，相手のない棘が観察されている。

　古典的神経病理学では，細胞体の変化が中心をなしてきたのが，光顕ではめだたないかみえないシナプスが電顕ではっきりと見え，その病変の検索ができるようになってきた。Purkinje細胞の相手のない棘もその一例である。

　以上は顆粒細胞の欠損という方向から見た病理像であるが，今度は，受け入れる側のPurkinje細胞がない場合をとりあげる。

II. 小脳腫瘍

　私は，たまたま，神経病理学にたずさわる者でなければ，お

そらく見ることができないような所見に遭遇した。生後18カ月の男子に，握り拳大の小脳正中部の腫瘍がみつけられ，髄芽腫であろうとの診断の下に摘出された。この光顕所見はあたかも発生途上の小脳皮質の不規則な塊のような像を呈し，典型的髄芽腫ではなく（図23, 24），その診断名は学者によりいろいろで，一致した解答は得られなかった。

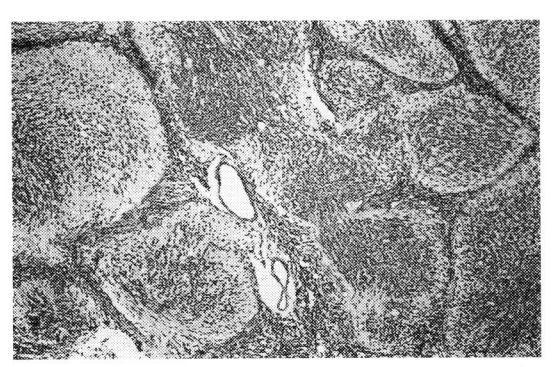

図 23　小脳正中部の腫瘍の hematoxylin-eosin 染色

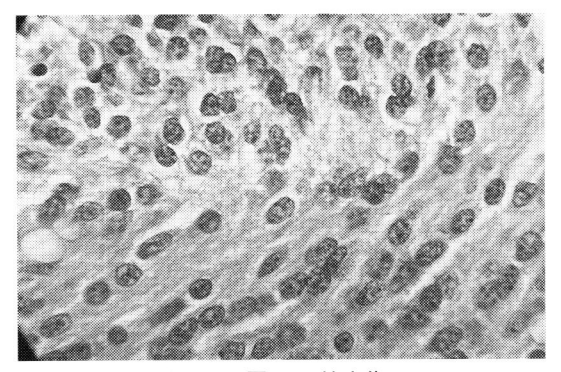

図 24　図23の拡大像

さて，この腫瘍の電顕写真を見た時，私は本当にびっくりして，飛び上りたいような喜びがあふれてきたことを思い出す。何故なら，私が電顕を始めた頃，Dr. H.M. Zimmerman が一番先にサジェストされた脳腫瘍の電顕的検索のテーマが髄芽腫であったからである。その当時はまだ脳腫瘍の電顕の手引となる本もなく，髄芽細胞という細胞は名前を聞いてはいたが，私はみたことがなかった。それどころか正常の小脳皮質の電顕像すら知らなかったのである。私は髄芽腫と診断された症例の電顕標本を作り，写真は撮ったものの，これは本当に未分化な細胞の集合というだけで，腫瘍細胞の起源どころか，診断のマーカーについての手がかりすら得られなかった。写真だけはたまったもののどうにもならず放置せざるをえなかった。しかしこのテーマはその後20年近く潜在的に頭のどこかにわだかまっていた。それが，この腫瘍の場合には，診断を下すことのできる明白な所見があり，思わず息をのみ，目は釘づけにされたのである。長い間探していたものが見つかった喜びであった。

光顕ではみえなかった腫瘍細胞の多数の突起は，その横断面が一様に丸く，同じ方向にそろって走っている。神経系でこうした走向を示すのは軸索である（図25）。神経根や錐体路はそのよい例である。樹状突起は文字通り樹状に拡がり，同じ方向に平行して走らない。灰白質の星状細胞の突起の切口は不規則な面を形成し，丸くない。この腫瘍細胞の突起の中には少数の微細管と時には細長いミトコンドリアが走り，稀に滑面小胞体がみられる。しかし粗面小胞体やゴルジ装置はない。これはま

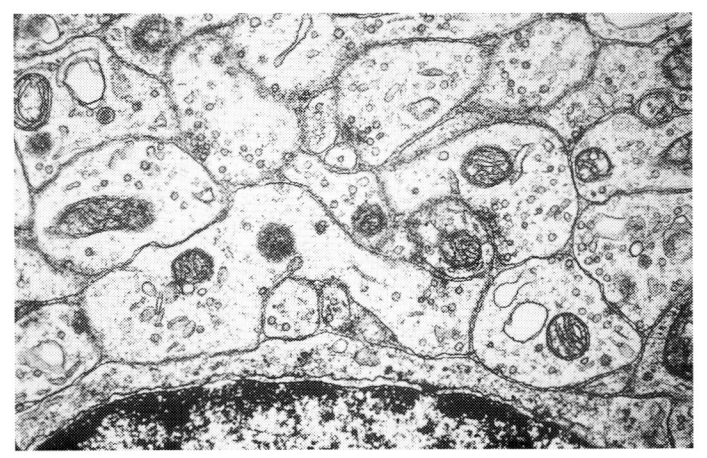

図 25 図23 と 24 に示した小脳腫瘍の電顕像

さに軸索の集合している所見に相当する。さらにこの中には，正常の軸索にはみられないクリアシナプス小胞が認められた。この所見は，この腫瘍が神経細胞に由来することを示し，診断は神経芽細胞腫（neuroblastoma）である。ここでさらに興味深い思いがけぬ所見は，シナプス前終末と同様な構造を示す腫大した突起が潜在していることである。すなわち，シナプス小胞が突起の一方の端に集合し，近くにミトコンドリアもみられるところもある。しかし，これに接する細胞突起には，post-synaptic mate を欠き，細胞外腔をへだてて存在する突起はやはりシナプス小胞をもつシナプス前終末である[5]。この場所には棘は全く認められず，さらに cleft material は介在しない。さらに星状細胞も欠く。つまりこの電顕像は相手のないシナプ

ス前終末（unattached presynaptic terminal）（図26）がむらがっていることを示す。その後，同様な症例が他の研究所からも報告されてきた。この腫瘍は小脳外顆粒細胞の腫瘍性増殖によると思われる。髄芽腫のサブタイプでsynaptophysin陽性のものは，この腫瘍かまたはこれに分化傾向を示すものと思われる。

その反面，相手のない樹状突起棘（unattached dendritic spine）をもつ神経細胞の腫瘍は，小脳でも，それ以外の中枢神経の腫瘍でも私はみたことはない。これはMcntefioreでのファイルはもとより文献でも気付いていない。

私はシナプスのpre-とpost-elementは対をなして存在するもので，pre-またはpost-だけが1対1の組み合せでなく単独に出現することがあるとは思っていなかった。単独である場合はシナプスの形成後，何らかの病変で相手が消失した結果として，取り残されたものと考えていた。実際，こうした所見は様々の病変において観察されている。例えばアルツハイマー病

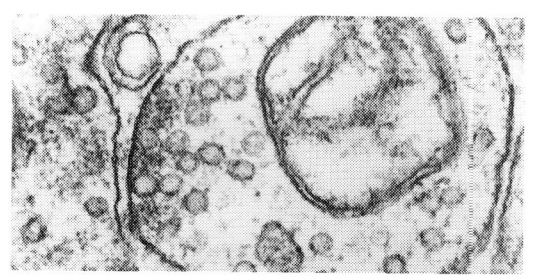

図 26　**Unattached presynaptic terminal**
　　　（小脳の neuroblastoma）

の老人斑において相手のないシナプス前終末が変性途上のシナプス後終末（postsynaptic terminal）と接する，相手がまだ残っているシナプス前終末（attached presynaptic terminal）と混じっている所見は観察されている[2]。これは大脳皮質の神経細胞が変性して消失する過程の樹状突起にむらがる他の神経細胞の突起をとらえた所見であろう。

こうした一連の小脳皮質における異常シナプスの電顕的検索からはなれて，ALSや脳腫瘍等のテーマと取り組むようになり，20年余りの年月が流れていた。

たまたま，私は1997年の横浜における第38回日本神経学会，前橋での第17回日本脳腫瘍病理学会，および2000年に米子で開催された第41回日本神経病理学会の総会に出席する機会に恵まれた。この3つの学会における主要な招待講演はいずれも御子柴克彦先生のミュータントマウスを実験材料とし，分子遺伝学の手法を導入した，小脳Purkinje細胞および顆粒細胞の発生，分化，さらに，その障害発生のメカニズムについての研究であった。先生の素晴しい御業績と，目覚しい数々の漸新な知見に深い感銘を与えられると同時に，今更に，最近のニューロサイエンスの想像をこえた画期的進歩と発展に驚嘆している。

文　献

1) 平野朝雄：小脳における異常シナプス．神経進歩，22：1281-1297，1978．
2) Hirano, A.: Chairman's concluding remark. In: Development and Involution of neurons. (ed. by Fujisawa, K. and Morimatsu,

Y.), 263-267, Japan Scientific Societies Press, Tokyo, 1992.
3) Hirano, A., Dembitzer, H.M. : Cerebellar alterations in the weaver mouse. J. Cell Biol., 56 : 478-486, 1973.
4) Hirano, A., Jones, M. :Fine structure of cycasin-induced cerebellar alterations. Fed. Proc., 31 : 1517-1519, 1972.
5) Hirano, A., Shin, W-Y. : Unattached presynaptic terminals in a cerebellar neuroblastoma in the human. Neuropathol. Appl. Neurobiol., 5 : 63-70, 1979.

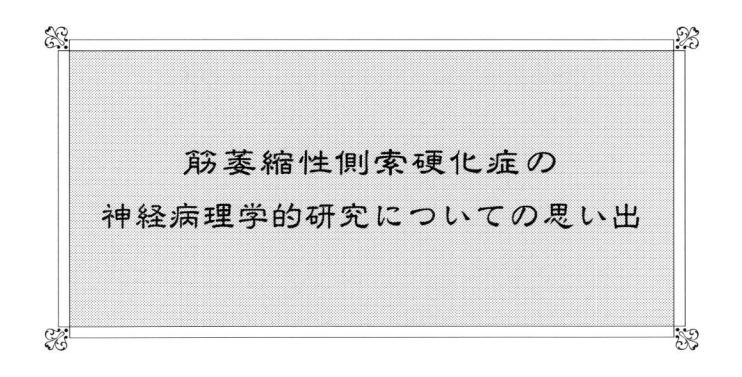

筋萎縮性側索硬化症の
神経病理学的研究についての思い出

　筋萎縮性側索硬化症（amyotrophic lateral sclerosis；ALS）は私が学生時代から特に関心をもってきた疾患である。本稿ではALSの神経病理の検索に関わる2つのエピソードについて述べる。

I．Bunina 小体

　ALSは原因不明の神経変性疾患である。1962年にモスクワの神経病理学者Dr. T.L. Buninaはソ連の家族性ALSの症例の脊髄前角の神経細胞体内にあるhematoxylin-eosin染色で赤く染まる数ミクロンの微細な顆粒状の封入体を記載した[1]。彼女はこれがウイルスであると推定した。ソ連のDr. L.A. Zilberらはサルの脳内にヒトのALSの脊髄を接種したところ，そのサルに数年後にALS様の症状が発生し，その前角細胞内にも同様な顆粒が認められたと報告した。

その頃，アメリカのNIHのDr. D.C. Gajdusekはニューギニアの未開の僻地に原始的生活をしている種族に奇妙な致死的神経疾患が多発していることを報告し，クールーと名づけた[2]。初めは遺伝性変性疾患や，中毒などが原因として追跡されたが，その原因解明はまったく別の方面からもたらされた。クールーには臨床的にも病理学的にも脳炎にみられるような炎症性の所見はない。神経病理所見は海綿状脳症と呼ばれる神経細胞の消失とグリオーシスを伴う灰白質に多数の空胞の出現が見られることである。小脳はとくに強くおかされ，以上の所見の他にクールー斑とよばれる嗜銀性のアミロイドによく似た構造が認められる。

一方，ヒツジのスクレイピーと呼ばれている疾患ではその病原体は感染後数カ月から数年という長い潜伏期を持つ。感染動物は発病後亜急性の経過をとる神経疾患を起こし死に至る。病理所見はクールーと同様な海綿状脳症である。

この共通点に着眼し，Dr. GajdusekとDr. C.J. Gibbs, Jr.はクールーの脳をチンパンジーに移植したところ，長い潜伏期を経てクールーと同様な神経症状を起こし，その病理所見もほぼ同一という結果を得た。この仕事は従来のヒトの原因不明の神経系の変性疾患に対して新しい見方を開くものとして，内外の大きな関心を呼んだ。当時は"slow virus infection"（遅発性ウイルス感染症）と呼ばれていたがクールーにしても，スクレイピーにしても病原となるウイルスは電顕でも発見されず，免疫反応も認められなかった。

クールーはニューギニアの一部の種族に限られた病気であるが，その後GibbsとGajdusekらは中枢神経変性疾患とみなされてきたクロイツフェルト・ヤコブ病もやはり遅発性ウイルスによる疾患であることを立証した。こうした画期的発見をふまえ，ZilberとBuninaの報告は特別な注目をひき，その当時の世界情勢はアメリカとソ連の冷戦のさなかであったのにもかかわらず，ALSの原因解明のために，アメリカからDr. L.T. Kurland, Dr. R.T. Johnsonはじめ6人の各分野の専門学者よりなる視察研究班がソ連に派遣された。視察団は研究施設を見学し，病理資料の提供を受け，ヒトおよびサルの脊髄のパラフィンに包埋されたブロックをアメリカに持ち帰った。そして私はこの染色標本を作り，病理所見の検索をするように依頼された。私はヒトの症例は家族歴があるにもかかわらず孤発性の古典的ALSの所見を示すことを確認した。そしてこの症例において，Buninaが発見した好酸性の顆粒状封入体が前角細胞の中にあることも確かめることができた（図27）。私はそれまでに多数のALSの標本を見てきたが，この標本を見るまでは，こうした封入体が存在することに全然気がつかなかった。そこで今度は改めてMontefioreの孤発性ALSの症例を注意深く見直したところ，ソ連の症例に見られたものと同じような封入体が検出された。本小体は全例に見られるわけではなく，数少ない症例に，それもごく少数の細胞に見られるもので，よほど注意深く探さないと見逃すような目立たないものであるとの印象を受けた。しかし，サルの脊髄では，ALSの所見はなく，

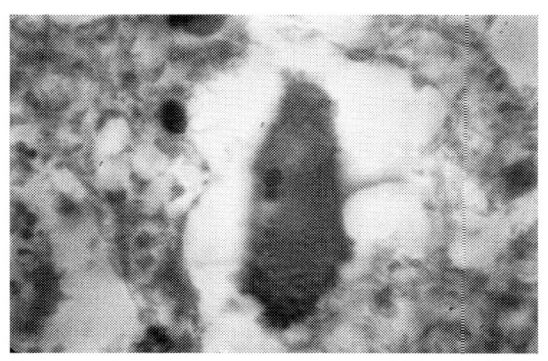

図 27　ソ連の Dr. Bunina の ALS の症例の脊髄前角細胞内にみられたエオジン好性の封入体。後に Bunina 小体と呼ばれるようになった

私には好酸性封入体も確認できなかった。

　1964年12月にニューヨーク市のルーズベルトホテルで Association for Research in Nervous and Mental Disease の学会が開催された。この伝統ある学会のこの年のテーマは神経系の感染症で Dr. H.M. Zimmerman が会長で広い会場が満席の盛会となった。当時私は若年の研究者で神経疾患の電顕的考察に専念していた。たまたま Prof. Seymour Levine とクリプトコッカス感染症の研究にたずさわっており，Dr. Levine の講演に，共同研究者として参加していた。私はこの会場の後部の出入口に近いところで発表報告に耳を傾けていた。この会で発表されたいくつもの神経学の歴史に残る重要な講演の中で最も注目をあびたのは Gajdusek と Gibbs の "Slow, latent and temperate virus infections of the central nervous system" と題する文

字通り斬新で画期的な研究発表であった．これはその後のDr. Gajdusekの世界をまたにかけての数えきれぬほど多数の講演のまさに第1号であった．彼の抜群に迫力に満ちた演説は肝を潰すような原始民族の悲惨な疾患の映像と共に満場を制圧し，学会の盛り上りは頂点に達した．そして，それに続く熱のこもった討論の最後に彼はソ連のZilberの研究に言及し，サルのALS発症を示唆する報告に触れた．そしてアメリカの視察団がモスクワより持参した病理標本をヒラノが検査し，この学会に引き続いてNIHで開催される遅発性ウイルスのシンポジウムで発表予定であると言った．そして"I do not know his findings, nor do I want to steal any of his thunder"と結んだ．

その途端に，すかさずDr. A.B. Sabinが彼特有の端直で強力な提議をした．ちなみにSabinはポリオワクチンをつくった有名な学者で，太平洋戦争の時，グアム島で米国海軍の医学研究団のcommanderであったDr. Zimmermanの下で活躍した錚々たる学者の1人である．その提議とは「NIHのシンポジウムを待つまでもなく，今すぐこの会で病理所見のさわりを知りたいので座長にヒラノの発言の要請をしたい」というのであった．そして座長の許可の下に「ヒラノはこの会に出席しているか，もしいたらどこにいるのか」と私を探し始めて満場がどよめいていた．私はこのまさに夢にも思わぬ出来事に戦慄し呆然となっていた．そもそも私は人前で話すことは子供の頃から気おくれする性質で，しかもその上に英会話はまだ不得意であった．年1回の10分間の学会発表をするのに長い時間をかけ

て書いた英文をアメリカ人の友人に校正してもらい，何度も何度も講演の練習をして初めて原稿を前に演台に立ったものである。私が学会で準備なしに発言することは，その当時はほとんどなく，私の発表に対しての質問に答えることは，その質問の内容を充分に理解できぬことも多く，最も苦手で，いやなことであった。それがこのような張りつめた場面で，いきなり予告なしに用意を全くしていなかった重要な発言をしなければならぬことは実にショックという他はなかった。私にまな板の上の鯉のように，観念して，出席していることを告げ，出席者の注視の中で一番前の演壇のマイクの前に案内された。そして会場を見下した途端に，多勢の今をときめく神経学の権威の方々の緊張した顔が目にとびこんできた。仕方なく，とつとつと，私の観察した所見をそのまま述べた。その内容はサルには ALS の所見が認められなかったことで，おそらく Dr. Gajdusek の期待にそわないものであった。この時の発言は私の述べたことも含めて，すべてそのまま速記記者により記録され，後日出版された[2]。

　Dr. Gajdusek は"slow virus"の業績によりノーベル賞を受賞し，Dr. Bunina が ALS の前角細胞に発見した封入体が Bunina 小体とよばれて，ALS 病変の1つのマーカーとみなされるようになったのは後日のことである。ちなみに Zilber らの実験の追試は NIH において行われたが，その結果も陰性であった。Bunina 小体はウイルスであることは否定されたが，その本体は現在なお不明である。

Ⅱ. Spheroid

　1978年8月2日の朝，病院に出勤し，いつものように白衣を着用しようとしていた時に，突然，同じ病院の友人の医者が部屋に入ってきて，自分の78歳の叔母がALSで死亡したので，すぐに剖検をしてほしいと頼まれた。そこで日本よりこの研究室に留学されていた井上聖啓，眞屋きよみ先生方と剖検室に急行し，死後3時間以内に解剖することができた。ところがこの死体をみて，井上先生はこのようなALSの患者は今までにみたことがないと言われた。何故なら通常ALSの患者は死亡時には骨と皮ばかりにやせ衰えているものであるが，この患者はよく肥えていて，普通の人と変わらず，ただ上肢の末端が少しやせているだけの状態であった。初めは診断が間違っているのではないかと考えたほどである。ところがALSの臨床診断は当病院の神経学部門の主任であり，ALSの臨床では権威であるProf. T. Lawyerにより下されていた。実際にこの患者はALSの末期の状態になって死亡したのではなく，嚥下障害の為に，食物がのどにつかえて急死したのである。こうした偶然の突然死によってALSの初期の病理所見を見ることができる非常に貴重な機会が与えられた訳である。この症例の病理学的検査は井上先生が担当して，2年間にわたり，今までの当施設のどの症例よりも多数の標本が作られ，根気よく注意深い検索が行われた。

図28は剖検時に脊髄の凍結切片を作り，hematoxylin-eosin 染色をしたものである。この前角は通常の ALS と少し異なる。まず反応性の肥大した星状細胞が著明で，さらに残存する神経細胞が少なくない。こうした神経細胞にはニッスル虎斑溶解（chromatolysis）が見え，さらにスフェロイド（spheroid）と呼ばれる軸索が局所的に球状に腫大した像が目立つことである[4]。この他に Bunina 小体も少数ながら認められた。一般に ALS では大型前角細胞の高度の消失と瘢痕性グリオーシスが主病変で，ニッスル虎斑溶解は稀でありスフェロイドは少数で目立たない。この症例にめぐりあった時は目が覚めるような気がして，こうした思いがけぬ所見をよりどころにしてALSの神経病理を調べ直してみたわけである。たまたまこの

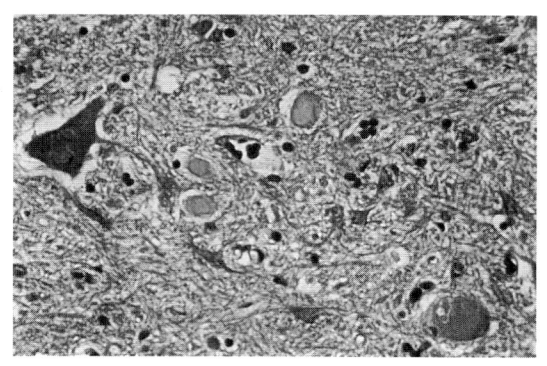

図 28 短い経過で死亡した ALS の脊髄前角の hematoxylin-eosin 染色。Spheroid, chraomtolysis および反応性星状細胞がみえる

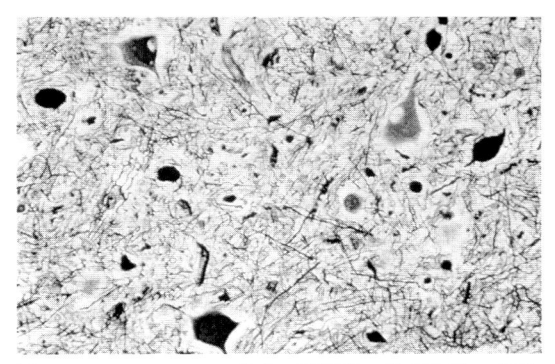

図 29 Bielschowsky 染色。嗜銀性の神経細胞の細胞体および肥大した軸索が散在している

　症例は Montefiore の100年近い歴史の中で，ちょうど100番目にあたる ALS の剖検例であった。本症でとくに注目されたのは神経細糸の蓄積がスフェロイドのみならずニッスル虎斑溶解を起こしている神経細胞体内にも認められたことである。これは Bielschowsky の変法（図29）および電顕でも明白であった（図30）。
　さて，一体この症例の所見は普通の ALS とは違った特殊な非典型例の像なのか，またはこれが本当の ALS の初期変化を示すものであるかが問題となる。この患者の経過は発病たった11カ月後の突然死であり，しかも剖検が死後短時間に行われている。こうした2つの条件をそなえた ALS の剖検例は極めて少ない。本症例の電顕像や免疫組織学的所見は他の剖検例では得難い満足すべきものであった。そこでまず死後変化の少ない

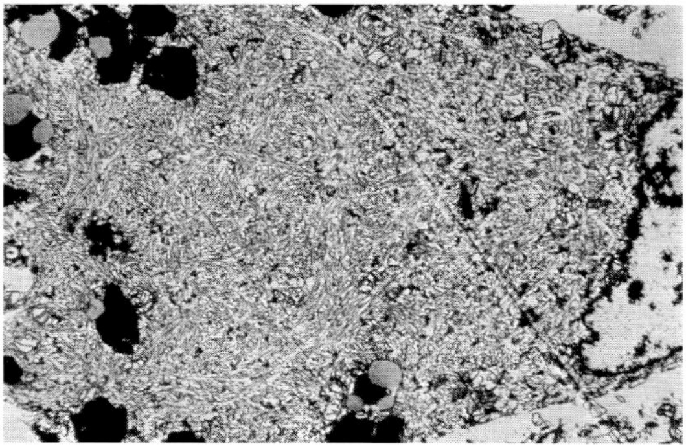

図 30 変性した脊髄前角細胞の電顕像。多量の神経細胞が細胞体を占め，リポフスチン顆粒の散在と，核の一部が右端にみえる

良い固定の標本が必要であることが切実に感じられた。

たまたまニューヨーク市のセントビンセント病院にあるNIHの助成金で維持されていたALSのセンターに協力をお願いし，ALSの症例が死亡した場合には私達は夜でも昼でもかまわず直ちに剖検できるように努力した。その結果，井上先生の記載した症例の所見がセントビンセント病院の症例にも，それほど顕著ではないが，見出された。スフェロイドは決して稀な所見ではなくモントリオールのS. Carpenterの指摘した如く，ALSの初期変化であることが想定された。こうして固定に特別の考慮をはらって集積された多数のALSの標本はその後の種々の研究テーマに使用され，新しい知見が主として日本人の研究者により続々と発表された[3]。

ちなみに，井上先生の症例報告は日本語で"神経内科"に掲載されたが，英文抄録も記載されていた為に欧米の専門誌にも引用され注目された論文である。

　これに似たエピソードとして滋賀大学脳神経外科の中州敏助教授がMontefioreに留学されていた時に書かれた論文について述べる。脳外科の治療対象として最も重要視されている腫瘍の1つは髄膜腫である。中州先生はその発生頻度と，腫瘍と周辺の脳組織との境界部について，当研究室に保存されている多数の剖検脳を根気よく綿密に調べた。そして臨床で診断されるよりはるかに多くの髄膜腫が無症候のうちに剖検で見出されていること，そしてこれらの頻度が加齢にともなって増加することを明らかにした。さらに，脳と腫瘍の境界面について，これまで無視されてきた思いがけぬ所見も論文として日本脳神経外科学会の機関誌に報告した[5]。この論文の英文抄録が米国の"Surgical Neurology"の編集主任であるDr. Eben Alexander, Jr.の注目をひき，重要な論文であるから英文でも同誌に転載をと要望された。この雑誌にはさらに斯界の泰斗であるDr. H.M. Zimmermanのコメントで支持されて掲載された。これは珍しいエピソードで，欧米の論文が日本に輸入されているのが一般の風潮であるのに対して，日本語で書かれた研究が米国に輸出されたことは，当研究室としては初めてのことであった。これはいずれも見事な着眼と，地道で着実な努力が認められたことと敬服している。

文　献

1) Bunina, T.L. : On intracellular inclusions in familial amyotrophic lateral sclerosis. Korsakov, J., Neuropath. & Psychiat., 62 : 1293-1299, 1962.
2) Gajdusek, D.C., Gibbs, C.J. : Slow, latent and temperate virus infections of the central nervous system. In Zimmerman, H.M., eds. Infections of the Nervous System. 254-280, The Williams & Wilkins Company, Baltimore, 1968.
3) 平野朝雄：筋萎縮性側索硬化症における運動ニューロンの形態学的所見について．過去30年間に辿ってきた道．文部省特定研究「神経難病」第3班「運動ニューロンの変性機序」昭和60年度ワークショップ講演．文部省特定研究「神経難病」総括班・編．1-31, 1986年3月．
4) 井上聖啓，平野朝雄：筋萎縮性側索硬化症の初期病変．全経過10ヶ月の1剖検例．神経内科，11 : 448-455, 1979.
5) 中州敏，平野朝雄，Llena,J.F.：髄膜腫と周辺脳組織．Neurol. Med.-Chir., 26 : 851-856, 1986.

家族性ALSの神経病理

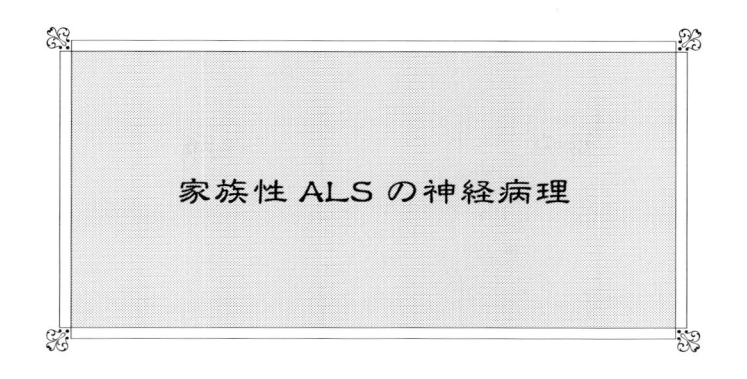

　筋萎縮性側索硬化症（amyotrophic lateral sclerosis；ALS）は通常孤発性である。しかし，少数ながら，家族歴のある症例の存在も知られていた。家族性ALSについての本格的調査を始めるきっかけは，グアム島に多発するALSの研究に由来する。Dr. L.T. KurlandとDr. D.W. Mulderはグアム島のALSが同島に在住する人種の中でとくに原住民であるチャモロ族にのみ発生し，しかも家族歴のある患者も多いことに注目し，遺伝性疾患の可能性を疫学的に調査した。同時に，グアム島以外の世界の文献を調べ，24の家系を記録し，それに自験例の6家系を加えて家族性ALSについての33頁にわたる詳細な論文を1955年の"Neurology"に発表し[7]，家族性ALSはけっしてまれなものではなく，ALSの約5～10％を占めることを報告した。

I. 後索型

1959年に，NIHのDr. W.K.Engelらはそれまで文献に記載のなかったユニークな運動ニューロン疾患をもつ2家系についての臨床および病理所見を"Brain"に発表した[1]。臨床的には進行性の筋萎縮があり，それが上肢でなく下肢より始まり，経過が短く，通常1年以内に死亡した。神経病理学的にはALSにみられる運動ニューロン系の病変の他，後索の中間帯および脊髄小脳路の変性が著明であった。前角細胞の他にクラーク柱の神経細胞も強くおかされ，病変は脊髄下部に強く，錐体路の変性は認められるものの，その程度は脊髄小脳路の変性より軽度であった。こうした非典型的な所見からこれはALSの亜型で，ALSと家族性脊髄小脳変性症のような他の神経変性疾患の中間型ではないかと報告した。

II. Lewy小体様封入体

その後1967年に，私達は上述したKurlandらおよびEngelらの報告した症例も含め，5家系のALS患者5症例について，その神経病理学的検索を"Archives of Neurology"に発表した[4]。そしてEngelらの記載した所見を確認したが，更にニッスル虎斑溶解を示す神経細胞の細胞体や索状に腫大した突起の中にLewy小体に似た封入体が存在することを観察した

(図31)。この封入体にはhematoxylin-eosinで染まる芯も認められた。そもそもパーキンソン病のマーカーといわれているLewy小体はパーキンソン病患者の黒核，青斑など特定の好発部位の神経変性細胞に出現するが前角細胞やクラーク柱には認められない。これに反して家族性ALSではLewy小体の好発部には封入体が見出されない。

古典的ALSと異なり，この家族性ALSの亜型では，上位運動ニューロンはよく保存されており病変はよほど注意して探さないと見逃す程度に軽い。そしてBunina小体は認められない。

家族性ALSと言ってもいろいろあり，以上述べた所見はある種の家系にのみ認められ，他の例えば私達の調べたMontefioreの家族歴のあるALSやモスクワの症例は古典的ALSの病変を示した。こうして，Lewy小体様の封入体を出

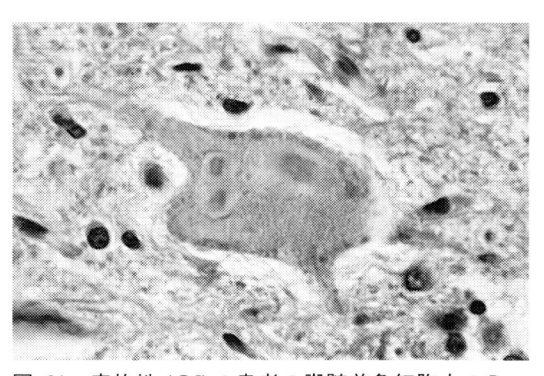

図 31 家族性ALSの患者の脊髄前角細胞内のLewy小体様封入体(hematoxylin-eosin染色)

現する家族性ALSは特別な注目をあび，この論文は私達のALSに関する論文の中では最も別冊要求が多かった。この論文の発表後，ALSの研究は思いがけぬ新しい方向に発展してゆくことになった。

家族性ALSは世界各国において，その遺伝学的，疫学的，臨床的，および神経病理学的研究が盛んに行われるようになった。病理学的にはこの亜型は後索の変性が髄鞘染色で著明であることから，一般に後索型とよばれるようになり，欧米のみならず日本の症例も報告されるようになった。

家族性ALSの中で最もよく調査されていた家系は米国の"C" familyである[7]。しかしこの家系の検索は疫学および臨床所見で病理学的所見の裏付けがなかった。Dr. Kurlandらはこの家系の患者の経過を30年以上6世代にわたり調査して，ついに3例の剖検をすることができた。この3例の脳，脊髄および，他の組織がそれぞれ米国各地より私達の研究室に空輸され，神経病理学的検査を行うことができた。その所見は基本的には3例とも，私達が1967年に報告した5例の後索型の症例と同様であった[9]。Lewy小体様の硝子質の封入体は変性した前角細胞体および索状に腫大した細索突起の中に，全例において，確認された。更にその中の2例では，電子顕微鏡的検査も行われた。その結果，この封入体には10nmの神経細糸が多数蓄積され，その芯部に，小さな顆粒状物質が附着した太い線状構造物が形成されていたことが判明した[5]。免疫組織学的にこれらの構造物はそれぞれリン酸化神経細糸およびユビキチン抗

体強陽性であった。

III．SOD1

　Cu/Zn superoxide dismutase（SOD1）は，好気性代謝の過程で細胞内に生じる活性酸素の一種であるスーパーオキサイド（O_2^-）を除去する重要な酵素である。1993年，Rosenらは家族性ALSの家系の中で染色体21qにあるSOD1遺伝子のエクソン2と4にミスセンス変異が存在することを報告した[10]。この"Nature"に掲載された論文は11の研究施設からの32人の研究者が著者である。この画期的新発見はALSに関連して得られた初めての分子生物学的な手がかりであり，大きな反響をよびおこした。この報告は神経学，医学ばかりでなく数学，物理学などを含む科学のすべての分野において，1993年度，最高の引用論文となった。そして，家族性ALSの遺伝子解析は世界的に急速に普及し，現在70以上のミスセンス変異が1から5までのすべてのエクソンに見出されている。そしてSOD1の遺伝子変異は家族性ALSの約25％を占めることが報告されている。

　1992年に1年間，当研究室に東京女子医科大学の柴田亮行先生が留学されていた。先生はアルツハイマー病はじめ神経変性疾患とフリーラジカルとの関係に関心をもち，老人斑や他の病変を山梨医科大学の朝山光太郎先生よりいただいたSOD1抗体で染色されていた。私は家族性ALSの前角細胞に出現する

Lewy小体様の封入体に特別の関心をもっていたので，たまたまRosenらの報告を読んだ時に，すぐにこの封入体をSOD1の抗体で染めることを柴田先生にお願いした。そして，この封入体が明白に強陽性にマークされた染色標本を見せていただいた時は飛び上がるほどうれしかった。この所見は早速日本の専門誌"Acta Histochem. Cytochem."に英文でletter to the editor として1993年に掲載された[11]。

さて，1994年4月6日に私はシカゴのノースウェスタン大学の神経学部門主任になったDr. T. Siddique の研究室を訪れた。これは彼のNIHグラント"Identification and transgenic studies on ALS genes"のexternal advisory board の一員として招待された為である。ここではDr. M. Gurney の案内で彼の作ったSOD1のトランスジェニックマウスのビデオと病理標本を見せてもらった。この実験動物は生後数カ月を経て筋萎縮を伴う後肢の麻痺を起こし，進行性の経過で死亡した。脊髄の染色標本に明らかな前角細胞の消失および変性，そして筋の神経原性萎縮を認め，この見事な研究成果には本当に感激した。一方，前角の病変が顕著な空胞変性を伴っていたことは思いがけぬことであった。何故ならALSの症例ではこうした所見を見たことがなかったからである。Gurneyらの本研究はその後間もなく同年6月17日発行の"Science"に報告された[2]。

シカゴを訪れて4カ月後，1994年8月30日にジョンズホプキンス大学のDr. D. Price が私達の研究室を訪れて，彼らの作っ

たトランスジェニックマウスの標本を調べる機会に恵まれた。このモデルにはGurneyのモデルとよく似た脊髄前角細胞の病変が認められ，やはり強度の空胞変性が存在していた。この空胞変性の中でミトコンドリアの電顕所見が印象的であった。すなちミトコンドリアの外膜と内膜が裂けて大きく空胞化している像は私にとり初めてだった。

　Dr. Priceの依頼により，1カ月後，9月9日より11日までシカゴの近くのLake　Bluffで開催された"Superoxide dismutase and free radicals in ALS and Neurodegeneration"と題する国際シンポジウムに参加した。その途上，車の中でノースウェスタン大学の神経病理主任のDr. M. Dal Cantoが彼が撮ったGurneyのハツカネズミの電顕写真を見せてくれた。前角細胞内の限界膜に囲まれた大小多数の空胞は粗面小胞体の他にミトコンドリアの中にも多く，Dr. Priceの見せてくれた像とそっくりだった。こうした2つの研究施設の実験動物の空胞形成はトランスジェニックマウスの前角細胞の主要な初期変化のように考えられ，思いがけぬ妙な所見で気がかりであった。

　この会には米国ばかりでなく，日本からもSOD1についての先端をゆく専門学者である大阪大学の谷口眞之教授はじめ新潟大学の辻省次教授，岡山大学の阿部康二教授（当時は東北大学）など著名な学者が出席しておられた。

　私にとり，このシンポジウムで最も関心のあったのはノースウェスタン大学，ジョンズホプキンズ大学およびMount Sinai病院から発表される3種のトランスジェニックマウスの報告で

あった。この3つの報告についての討論および質問は一括して行われることになり，座長の Dr. Siddique は私を指名して意見および批判の発言を求めた。私はまず第一にこれらはいずれも明らかな脊髄運動ニューロンの変性，消失および筋萎縮を主徴とする，今迄に報告されていなかった家族性 ALS の優れた実験動物のモデルであると賞讃した。神経病理学の所見をみせてもらった時の感激を述べ，ただ，ヒトの病変には見られない顕著な空胞の出現に驚いたことを追加した。そして，先にこの会で辻教授が発表された SOD1 の変異を伴った日本の佐渡の家族性 ALS の患者の神経病理学的所見は最初のものであり，その病理像は私達が以前発表した米国の"C" family のそれと酷似し，genotype（遺伝子型）と phenotype（表現型）の相関についての今後の研究の必要性を強調した。最後に，家族性 ALS の前角細胞の Lewy 小体様の封入体の光顕像を hematoxylin-eosin 染色で示し，更にこれが SOD1 の抗体で強い陽性を呈する柴田先生の免疫組織学標本をスクリーンに映写してもらった。私のこの発言が全出席者の熱い注目をあびていることをひしひしと感じた。この会の出席者達にとって柴田先生がとった SOD1 陽性の封入体の出現はおそらく予想していなかったことであった。

　こうした ALS の研究は目覚しい発展を示し，その後間もなく9月にトロントで開催された第12回国際神経病理学会ではワークショップおよびシンポジウムのテーマとなり，更に中野今治先生により企画され，1995年9月25～27日の3日間にわた

り，東京で開催されたALSの国際シンポジウムの実現となった[8]。これらの会ではALSの病理に真剣に取り組んでいる世界各国からのすぐれた研究者が参加し熱のこもった新しい知見の発表が続々と行われた[8]。家族性ALSおよびSOD1のトランスジェニックマウスについてのその後の報告については最近の総説を参照されたい[3,6]。

文　献

1) Engel, W.K., Kurland, L.T., Klatzo, I. : An inherited disease similar to amyotrophic lateral sclerosis with a pattern of posterior column involvement. An intermediate form? Brain, 82 : 203-220, 1959.
2) Gurney, M.E., Pu, H., Chiu, A.Y. et al. : Motor neurodegeneration in mice that express a human Cu/Zn superoxide dismutase mutation. Science, 264 : 1772-1775, 1994.
3) Hirano, A. : Neuropathology of familial amyotrophic lateral sclerosis patients with superoxide dismutase 1 gene mutation. Neuropathology, 18 : 363-369, 1998.
4) Hirano, A., Kurland, L.T., Sayer, C.P. : Familial amyotrophic lateral sclerosis : A subgroup characterized by posterior and spinocerebellar tract involvement and hyaline inclusions in the anterior horn cells. Arch. Neurol., 16 : 232-243, 1967.
5) Hirano, A., Nakano, I., Kurland, L.T. et al. : Fine structural study of neurofibrillary changes in a family with amyotrophic lateral sclerosis. J. Neuropathol. Exp. Neurol., 43 : 471-480, 1984.
6) Kato, S., Nakashima, K., Horiuchi, S. et al. : Formation of advanced glycation end-product-modified superoxide dismutase-1 (SOD1) is one of the mechanisms responsible for inclusions common to familial amyotrophic lateral sclerosis patients with SOD1 gene mutation, and transgenic mice expressing human

SOD1 gene mutation. Neuropathology, 21 : 67-81, 2001.
7) Kurland, L.T., Mulder, D.W. : Epidemiologic investigation of amyotrophic lateral sclerosis. II. Familial aggregation of dominant inheritance. Neurology, 5 : 182-196, 249-268, 1955.
8) Nakano, I., Hirano, A. (eds) : Amyotrophic Lateral Sclerosis. Progress and Perspectives in Basic Research and Clinical Application. Excerpta Medica. International Congress Series. 1104. Elsevier, Amsterdam, 1996.
9) 中野今治,平野朝雄,Kurland, L.T. 他:家族性筋萎縮性側索硬化症.米国C家系2兄弟例の神経病理.神経内科, 20 : 458-471, 1984.
10) Rosen, D.R., Siddique, T., Patterson, D. et al. : Mutations in Cu/Zn superoxide dismutase gene are associated with familial amyotrophic lateral sclerosis. Nature, 362 : 59-62, 1993.
11) Shibata, N., Hirano, A., Kobayashi, K. et al. : Immunohistochemical demonstration of Cu/Zn superoxide dismutase in the spinal cord patients with familial amyotrophic lateral sclerosis. Acta Histochem. Cytochem., 26 : 619-622, 1993.

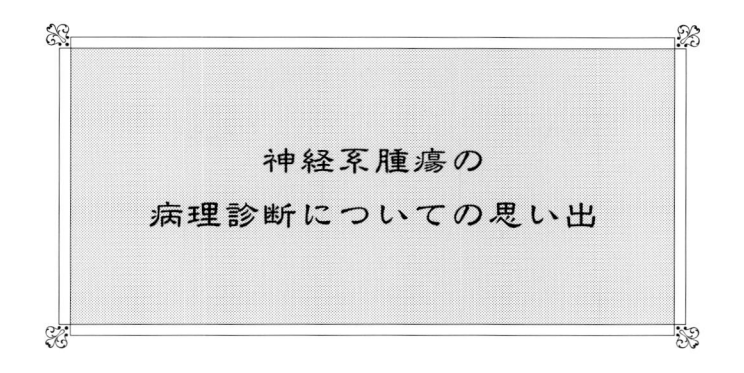

神経系腫瘍の病理診断についての思い出

　私の京都大学の学生時代は，脳神経外科の患者の診断，治療および研究対象の中で，何といっても脳腫瘍が首位を占めていた。脳腫瘍の組織像が最終診断名となるために，外科医の注目の的であった。

　私の神経病理学の恩師である Dr. Harry M. Zimmerman は脳腫瘍研究の世界的泰斗であり，教室の中心となるテーマは脳腫瘍であった。Zimmerman は光顕のみならず，電顕による腫瘍の検索を試み，Montefiore はニューヨークで最初に電子顕微鏡を備えた病院である。

　本稿では，私の経験した上皮性嚢胞（epithelial cyst），馬尾部の傍神経節腫および Weibel-Palade 小体を取り上げて，腫瘍の組織学的診断についての電顕の貢献を回想する。

I．内胚葉性上皮性囊胞

　中枢神経系を構成しているのはニューロンとグリアである。この中で，最も分かりやすい構造をもっているのは上衣細胞である。光顕上，上衣細胞は脳室や脊髄中心管の周りを1つの層を成して囲んでいる。この細胞は脳室面に繊毛をもつ立方円柱上皮細胞で，脳実質と底面で接し，ニューロンやグリアにある特徴的なよく発達した突起を欠く。電顕上，上衣細胞の脳室面には繊毛の他に，多数の短い微絨毛が認められ，その表面は平滑にみえる。基底面には神経網，特に多数の星状細胞の突起が接していて基底膜を欠く。隣接する上衣細胞の側面には結合構造が存在する。

　一方，上衣腫を電顕で見ると腫瘍細胞は塊をなしているのにもかかわらず，繊毛やその基部の基底小体（basal bodies），さらに微絨毛の群が，細胞間に密集し，その附近にはよく発達した結合構造が認められる。

　さて，44歳の男性が腰痛で入院した。脳外科医が腰部の硬膜を開けたところ，クモ膜下腔に大きな囊胞が認められた。この囊胞の一部を光顕でみたところ囊胞の内壁にそって一層の上皮性細胞が並び，その内腔にそって多数の繊毛が存在していた。中枢神経系で繊毛を持つ細胞は上衣細胞だけであることから，上衣細胞の囊胞と診断され，珍しい症例として文献に記載された[3]。

ところが，その後，これを電顕で見たところ細胞体が明るく，繊毛を多数持った細胞の隣には繊毛を持たぬ暗くみえる細胞が存在していた（図32）。後者の細胞の微絨毛は上衣細胞のそれと異なり，無数の繊細な繊維性物質が突出しており，表面は平滑ではない（図33）。しかも，その細胞体内に上衣細胞に見られない多数の分泌顆粒が存在していた。さらにその底面は基底膜で覆われ，その下には広い結合組織が認められた。この2種の細胞の他に，一層の上皮性細胞の間には，楔型をした未分化の細胞が介在していた。私は正常な神経組織および神経病理標本で，このような電顕像を見たことがなかったので，その診断名を下すことができなかった。

　その頃，私は中枢神経系の髄鞘の電顕的検索に没頭しており，髄鞘の構造についての解析を神経病理よりもより基礎の分野の"Journal of Cell Biology"に発表していた。ある朝，いつものように病院の研究室に出勤したところ，電話がかかってきた。受話器をとりあげると，全く思いがけず，組織の電顕像の世界的権威であるハーバード大学の Department of Biology の Keith R. Porter 教授からであった。全然面識もない若年の学徒の私に，彼の有名な著書 "Fine Structure of Cells and Tissues" 第3版に，私の J. Cell Biology に掲載した髄鞘の横断面の電顕像を転載してもよいかとの問合せがもたらされたのである。私は感激して，「もしよろしければ，どうぞお使い下さい」と返事をした。実にうれしく夢のようであった。

　それからしばらく経って私の手許に新装の第3版が，礼状と

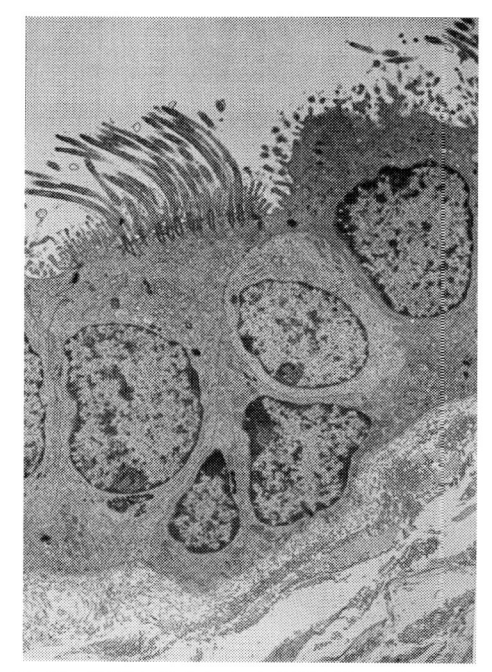

図 32　腰髄に発生した上皮性嚢胞の壁。繊毛を有する細胞とない細胞がみえる
（文献 3 より引用）

共に送られてきた。その本を取り出してみたところ，32頁に私が馬尾の嚢胞でみたものと同様な写真があり，これは正常な気管の上皮の電顕像であると記載されていた。そこで，自分でもこのことをはっきりさせるために，その当時，たまたまハムスターを別の実験のために調べていたので，その気管を電顕で見たところ，やはり同じ所見が得られた。こうして，この嚢胞の

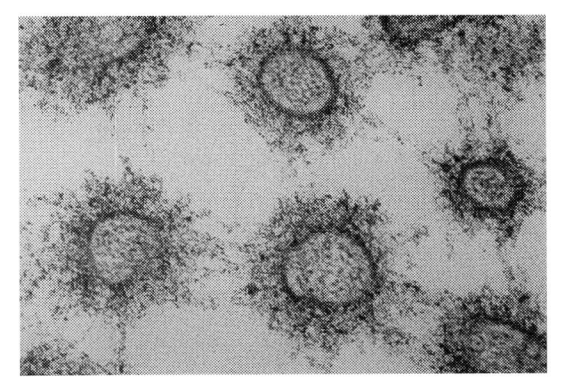

図 33 図32の繊毛のない細胞の微絨毛の横断面。細胞膜に線維性ないし顆粒性物質が放射状に付着している（文献3より引用）

起原は上衣細胞ではなく，気管のような構造を持った内胚葉の組織が中枢神経系の軸に沿って迷入した一種の奇型であるとの結論に達した[3]。

これにヒントを得て，中枢神経系の囊胞の中で最もよく知られている第三脳室のコロイド囊胞を電顕で検査した。この囊胞は脳の中央に出現し，Monro孔を閉鎖することにより，突然，脳圧亢進症状を起こし，外科治療の対象となる。その起原は，上衣，脈絡叢，またはパラフィシス(paraphysis)の遺存といわれていた。そのいずれも，神経外胚葉性の起原であるので，神経上皮性囊胞と呼ばれていた。しかし，その説の根拠は十分に確立されていたわけではない。電顕でみると，この囊胞の組織像も，前述した馬尾の囊胞と同様である。上衣，脈絡叢やパラ

フィシスの電顕像ではなく，内胚葉性の組織である気管同様の所見を呈する。故に，第三脳室のコロイド囊胞も，神経軸に発生する一種の奇形で内胚葉性の上皮性囊胞であると考えられる。Foramen Monro の領域は，脳の中央部に相当するので，脳の前額断面では，あたかも中枢神経組織の中心に埋もれているようにみえる。しかし，通常慣用されている CT スキャン像のような脳の水平断では，この場所は velum interpositum と呼ばれている，左右の視床の脊部の間を占める広いクモ膜下腔が松果体部から前方に進展していることがはっきりと見える。松果体の部位は胚芽腫 (germinoma)，奇形腫を始め，様々の奇形や腫瘍の発生場所としてよく知られている。その後，この囊胞は神経上皮性ではなく，内胚葉の起原であることを示唆する免疫組織学的所見が，続々と発表されている。これと同様なことは，ラトケ囊胞（Rathke's cleft cyst）についても言える。さらに，消化管性囊胞 (enterogenous cyst) も神経軸に発生する。一般に，微絨毛の微細構造は各組織によりそれぞれの特徴を示す像を呈する。内皮細胞性上皮には，中枢神経系には認められない，よく発達した coating material が微絨毛に存在し，それが，気管や腸管で異なるので，中枢神経に転移した癌の原発巣の判定にも役立つ。

II．馬尾部の傍神経節腫

　馬尾部は小脳橋角部，鞍上部，松果体部，Monro 孔附近など

と共に頭蓋内の良性脳腫瘍の隠れ場となる好発部位である。ここに発生する腫瘍の中で神経鞘腫と上衣腫がよく知られているが，その他様々の腫瘍も出現する。

さて，前述した内胚葉性嚢胞の症例後，やはり腰痛で41歳の男性が入院し，長軸が約8cmにも及ぶソーセージ型をした大きな充実性腫瘍が馬尾部のクモ膜下腔より摘出された。この腫瘍は髄膜腫の様に硬膜に付着しておらず，さらにこの場所の髄膜腫は稀である。上衣腫であれば脊髄，神経鞘腫であれば脊髄根との連絡が認められるのに，そのいずれも見出されなかった。

組織標本では，細い血管が網の目のように走り，その間に腫瘍細胞群がびっしりと充満していた。Whorl（渦巻）形成やPsammoma 小体はなかった。また，血管芽腫に特徴的な clear cell とか間質細胞というような細胞はなく，さらに神経鞘腫の組織像もなかった。一方，場所によっては血管周囲に血管足の様な所見も見られ，あたかも上衣腫の pseudovascular rosette を思わせるようなところもあった。しかしこうしたところは固定不良の部分に見られ，固定の良好の部分では腫瘍細胞と血管壁が密接しており，上衣腫に見られる血管周囲に目立つ線維組織は認められなかった。有糸分裂や個々の腫瘍細胞の壊死像は見られず，この腫瘍細胞はその大きさや形が均一で，いわゆる "blunt looking" という印象を受けた。こうした光顕所見に基づく組織学上の診断は，学者により異なり一致した診断名は得られなかった。

しかし電顕により，この腫瘍細胞には，よく発達した粗面小

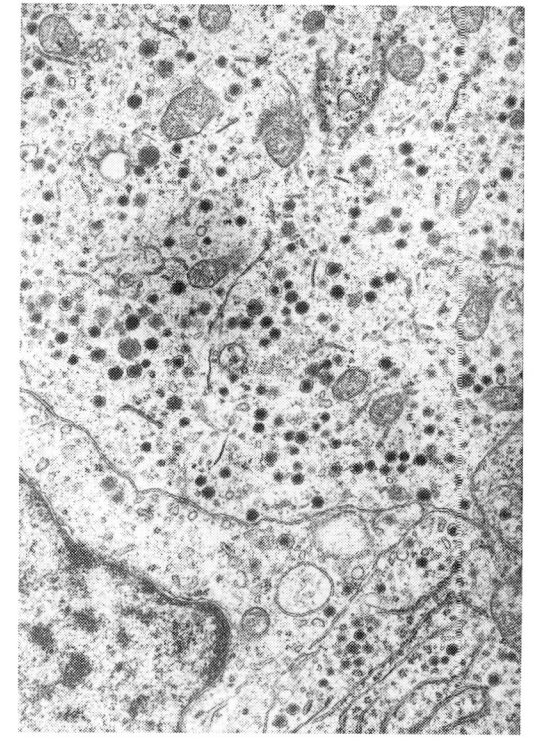

図 34　馬尾部の傍神経節腫の電顕像。多数の
dense core vesicles がみえる
（文献 4 より引用）

胞体および，その間に大小様々の多数の dense core vesicles が認められた（図34）。この所見に基づき傍神経節腫（paraganglioma）の診断名が下された。

　その後間もなく，同じような腫瘍が，同じ場所から摘出され，

このときは，凍結標本から生化学的検査も行われて，カテコールアミンが検出されている。傍神経節腫は中枢神経系以外に発生するものと同じ組織像を呈する。Montefiore の症例の中で，馬尾に本腫瘍が診断されたのは，この2症例が初めてで，その後，この診断名が，馬尾の腫瘍の鑑別診断に加えられるようになった。

　1995年にはその文献上の報告は約70例に達している。そして教科書にも記載されるようになり，WHO の中枢神経系の腫瘍の診断名にも取り入れられている[4]。

　本腫瘍は電顕所見が診断名の確立に貢献した例として私の印象に残るものである。その後，ニューロンに由来する腫瘍として，central neurocytoma, dysembryoplastic neuroepithelial tumor (DNT), desmoplastic infantile ganglioglima など新しい診断名が登場してきた。私が神経病理を学び始めた頃は，ニューロンは分裂せず，その腫瘍は例外で稀であるとされていた事を思うと，昔日の感がある[5]。特に現在，神経細胞の再生や，胚性生殖細胞のトピックが盛んに取り上げられて，先端医学の1つの焦点となっていることは驚嘆に値する。

Ⅲ．Weibel-Palade 小体

　血管内皮細胞には tubular　body（発見者の名をとって Weibel-Palade 小体と呼ばれる）がある[2]。これは血管内皮細胞の形態学的マーカーとなるもので，他の細胞には存在しない。

この小体を見つければ，その細胞は血管内皮細胞であると判定できる。この小体は限界膜に囲まれ，0.1μ 位の直径を持ち約 3μ の長さの桿状構造物で，その内部に15～20nm位のtubuleが6～20個配列されている。その間質の電子密度は高い。この成熟型に対し，未熟型はその形が大きく，間質はより明るく見え，ゴルジ装置の近くに認められる。一般に，Weibel-Palade小体は核の周辺部に多く，末梢部には少ない。動脈の内皮細胞には多数みられる。しかし，正常脳の毛細血管には稀にしか認められない。その機能は不明である。脳腫瘍など脳の病変の内皮細胞には多数出現することがある。この場合には未熟型のものが多く，内皮細胞増殖には著明に出現する。このWeibel-Palade小体に関連した構造物として河村純一郎先生が血管芽腫の血管内皮に初めて見つけた tubules containing vacuoles がある。これは桿状でなく，より大きな空胞の中に見られる管状構造と同様なものが存在する。時には空胞の内容が血管腔や血管周囲腔に開いている所見も観察されている。この構造物は様々な頭蓋内の原発腫瘍の血管に認められるが，特に多数検出されたのは髄膜腫の一症例であった(図35A，B)[6]。腫大した内皮細胞体は多数の tubules containing vacuoles で占められ，隣接する空胞間には窓(pore, fenestration)がしばしば認められた。これほど極端に顕著な像はその後私は見たことがない。血管内皮細胞の免疫組織学的マーカーとして factor VIII があるが，この陽性桿状物は Weibel-Palade 小体に相当し，von Willebrand Protein に一致するのかもしれない[6]。

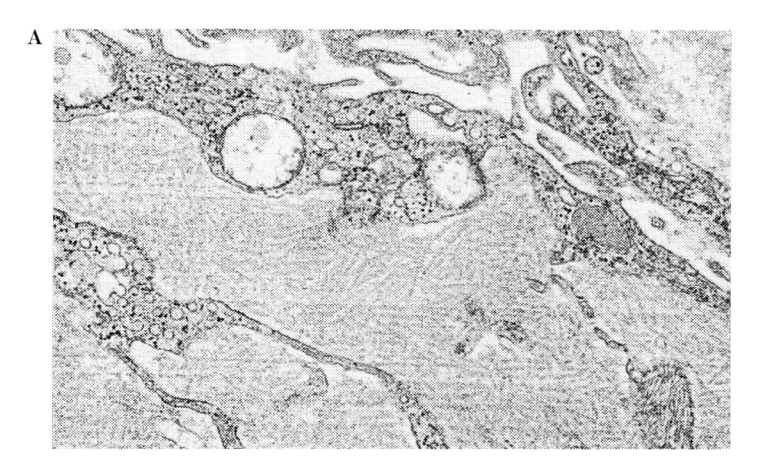

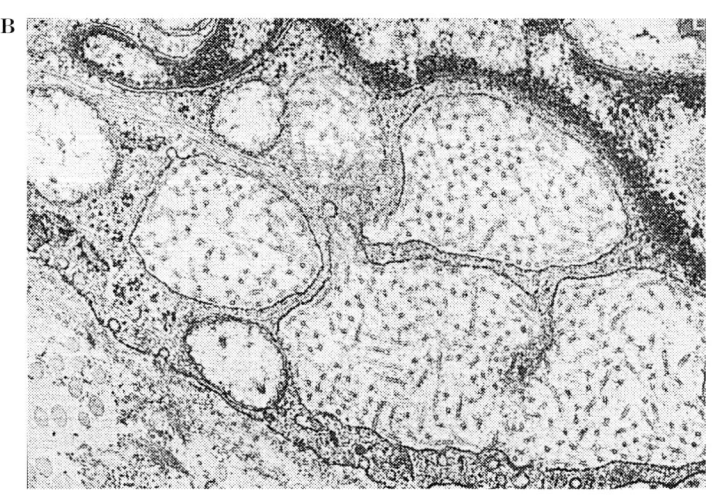

図 35 髄膜腫の血管内皮細胞内に多数の tubules containing vacuoles が存在する。Tubules は A で縦断面, B で横断面がみえる
（文献 6 より引用）

毛細血管の電子顕微鏡的検索をしていると，血液―脳関門のある正常脳の内皮細胞に比較し，いかに多様な変化を示すかということに驚かされる。私の電顕による脳腫瘍の研究対象は腫瘍細胞そのものよりも腫瘍組織内の血管内皮の変化に集中された。

現在も神経病理学会において脳腫瘍と脳変性疾患は双璧をなしている研究対象であり，文献は増加の一途を辿っている。日本では，脳腫瘍病理学会があり，機関誌も出している。今年(2002年)の広島市における年総会は第20回を迎え，これを記念して，学会の特別企画として，「日本脳腫瘍病理学会20年の軌跡と新世紀における展望」と題するシンポジウムが，栗栖薫会長の下に5月に開催された。この会で，私は「Montefiore Medical Centerからみた日本の脳腫瘍病理学の発展」と題する報告をした。その準備としてMontefioreに留学された景山直樹名誉教授を始め50人近い脳外科と病理の研究者の残された業績をひもとき，こうした方々の研究がいかに広く深いものであったか改めてしみじみと実感させられた。そして，脳腫瘍病理を通じて与えていただいた貴重な思い出を有難くかみしめている。同時に，現在のこの分野の目覚しい発展に驚嘆している。

文　献

1) Hirano, A. : Some contribution of electron microscopy to the diagnosis of brain tumors. Acta Neuropathol., 43 : 119-128, 1978.

2) 平野朝雄：脳腫瘍の電顕像. Brain Tumor Pathology, 1：51-64, 1983.
3) Hirano, A., Ghatak, N.R., Wisoff, H.S. et al.：An epithelial cyst of the spinal cord. An electron microscopic study. Acta Neuropathol., 18：214-223, 1971.
4) 平野朝雄,北井隆平,松井孝嘉他：馬尾部の傍神経節腫.Brain Medical,10：5-7, 1998.
5) 平野朝雄，冨安斉：神経病理を学ぶ人のために．4版.医学書院．東京，2003．
6) Ohsugi, T., Hirano, A.：Tubular bodies in endothelial cells in meningiomas. Neuropathol. Appl. Neurobiol., 3：1-8, 1977.

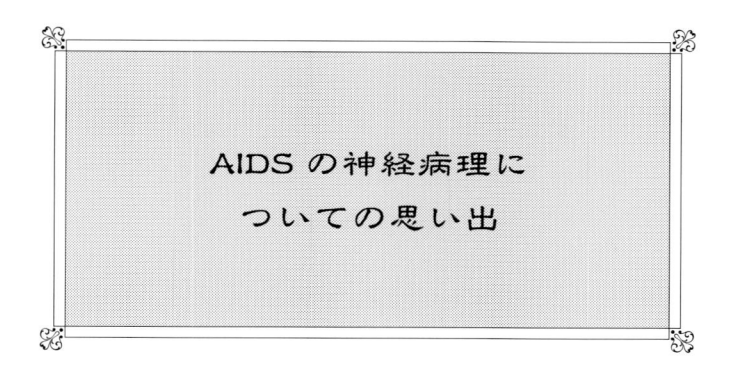

AIDS の神経病理についての思い出

　AIDS（acquired immune deficiency syndrome）という言葉は20年前にはなく，辞書にもみられなかった。私が AIDS に伴う神経障害についての報告を初めて聞いたのは1982年9月にワシントン D.C. で開催された American Neurological Association（ANA）年総会であった[2]。

　この学会はアメリカで最も古い伝統のある神経学の組織で125年の歴史があり，その会員にはアメリカの神経科学を代表する学者達が president として名をつらねている。例えば Harvey Cushing, Percival Bailey, Wilder Penfield の様な近代脳神経外科学のパイオニアや，神経学の Denny Brown, Raymond Adams, H. Houston Merritt 等があげられる。

　この学会の会員資格を得るには業績が必要であり，審査が行われ，更に全会員の承諾が必要とされている。この点，1950年代に発足した，レジデントでもすぐに入会でき，academic science の他に教育，治療を主体とした機関である American

Academy of Neurology とは異なる。両者は併立し，前者は秋，後者は春にアメリカ各地で年総会が開催されている。豊倉康夫先生と荒木淑郎先生が ANA の corresponding member になられたことをお祝いして私は Dr. Harry M. Zimmerman と一緒にワシントン D.C. の学会に出席した。

　たまたまこの学会のウイルス感染のセッションでニューヨークとロサンゼルスから各一題ずつ男性同性愛者にみられた免疫異常の神経系合併症が発表され，珍しい感染症の出現に皆は強い印象を受けた。しかしその時にはこれはごく特殊なもので，まさか自分の勤めている Montefiore でこうした症例の生検や剖検に直面するとは夢にも思わなかった。

　ところが同じ年の1982年12月に当院の放射線科に勤める32歳の女性秘書が1〜2日間の頭痛のあと全身痙攣を起こして入院してきた。神経学的臨床検査には異常を認めなかったが，CT で左側頭葉内に造影剤で増強される病巣が見出された。避妊薬に関係した脳梗塞やグリオーマなどが考慮されたが，確定診断に至らず脳生検が行われた。一般の染色法を使用した最初の検査では光顕上病原体を検出できず，電顕により初めてトキソプラズマを確認することができた（図36）。

　原虫が群集し，グリア線維の充満した星状細胞突起からなる壁に囲まれた，典型的な囊胞のほかに組織に散在する個々のトキソプラズマも明らかに認められた。さらに免疫組織学的検査や血清中のトキソプラズマの抗体価の上昇からも診断が裏付けられた。トキソプラズマ感染症が腎移植後や癌の末期などで免

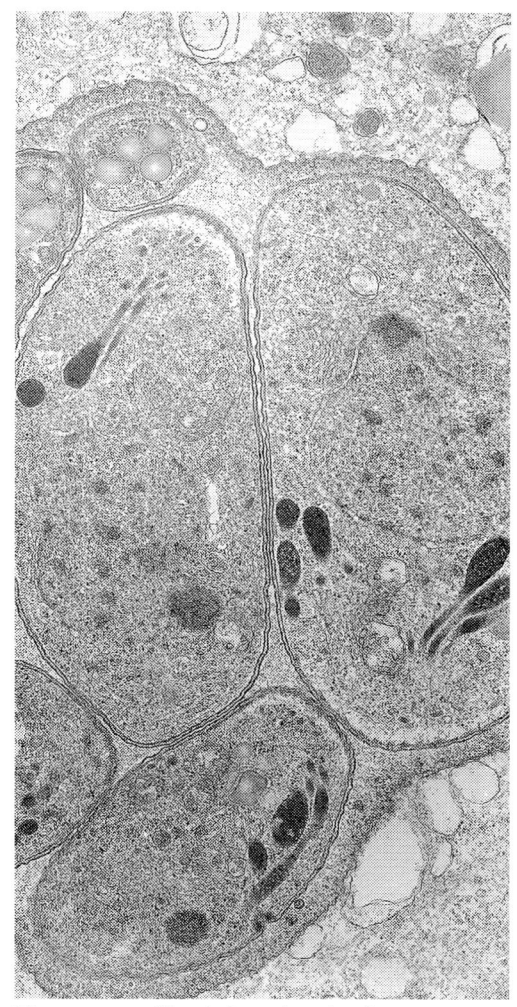

図 36 AIDS 脳のトキソプラズマ症にみられた
囊胞中の toxoplasma gondii 電顕像

疫機能の低下した慢性疾患にみられるのは時々経験していたものの，こうした若い女性に初発の脳内病巣を呈したという症例は私たちにとって初めてのことで，ここにおいてAIDSの可能性を追及することになった。その結果，この患者の夫が麻薬中毒であり，その後AIDSを発症したことが判明した。さらに，この患者自身3年前にリンパ腺腫のために頸部リンパ腺の生検が当病院で行われていたことも判明した。こうした検索に基づいてAIDSの診断が下された。この患者は神経症状の発現後約1カ月の経過で翌1983年1月に死亡した。本例がMontefioreでの，最初に臨床診断され剖検により確認されたAIDSの症例と思われた。

しかし後日，付属病院の1つであったNorth Central Bronx病院の剖検例をAIDSの有無という視点から再検討した結果，これより以前の1982年9月の進行性多巣性白質脳症（progressive multifocal leukoence-phalopathy；PML）の1例がAIDSの症例であったことが判明し，それが私達の最初のAIDSの剖検例となった。

1983年2月にはニューヨークタイムズ紙にAIDSの特報が掲載され，ニューヨークでカポジ肉腫やカリニ肺炎などAIDSに伴う特殊な腫瘍や感染症が集団的に発生していること，そしてその重篤な予後が深刻な問題として取り上げられた。その後米国諸都市でもAIDSの発生が続々と報告されてきたが，特にニューヨーク市はその患者数が最大で，実に全米の約1/3に達し，その60％は死亡していることが報道された。米国CDC

(Center for Disease Control) の報告によれば，最初の報告例は1981年で，その後毎年増加の一途をたどり，米国での症例数は1987年2月では約3万であったのが同年末には5万となり世界全体では7万5千となっていた。ちなみに日本では1988年5月18日の発表によると，患者数は80人でそのうち11人が死亡していた。米国の患者のなかでは同性愛の男性が大多数を占め，次いで麻薬静注乱用者が多く，血友病患者などの輸血による感染は前二者に比較してはるかに少ない。AIDSの病原であるレトロウイルスも発見され，HIV (human immunodeficiency virus) と名付けられた。

Montefioreでは1982年にみられた1剖検例から始まり，1987年12月末までの5年半の間に100例のAIDSの剖検例が集積された。この100例中大多数を占めたのは20歳代から40歳代までの男性で，特に30歳代が群を抜いている。これは他の地域の統計と同様であるが，注目すべきことは女性にも28人の患者が存在し，また10歳未満の子供や乳幼児にも発生していることであった。AIDS患者のリスクファクターとして麻薬静注乱用者が男性同性愛者の2倍以上の41％を占め第1位になっていた。マンハッタンにおいて男性同性愛者が第1位を占めていたのと対照的であり，女性や子供の症例が少なからずみられたこととの関係が想定される。

Montefioreにおけるこの100例の脳の神経病理学的所見をみると，症例の85％に病的変化が認められている。この中で最も注目されるのは日和見感染であった。AIDSでは中枢神経系に

病変を来しうる多数の病原体のなかでクリプトコッカス症，サイトメガロウイルス症（CMV），トキソプラズマ症などが大半を占める。進行性多巣性白質脳症（PML）がそれに次ぎ，帯状疱疹ウイルス症が3例みられた他は各1例ずつである。またこれらが合併することは稀でなく，特にCMVとHIVの重複感染が注目される。

AIDSに関連した腫瘍としてカポジ肉腫が知られているが，われわれのAIDSの症例中には本腫瘍が神経系に発生した例はなかった。一方悪性リンパ腫は10例（10％）に認められた。6例は中枢神経系の原発性悪性リンパ腫であった。悪性リンパ腫は一般に成人に多くみられる腫瘍であるが，注目すべきことは3例は小児であった。AIDSではT細胞が障害されるが，一般のAIDS以外の症例と同様，通常B細胞由来といわれている。一般に悪性リンパ腫の増加はこの半世紀の間注目されている現象であるが，AIDSに伴う悪性リンパ腫は特に考慮されるべきである。

AIDS患者が増加するにつれてそのなかに日和見感染による脳実質の局所的病巣のほか，しばしば無気力や抑うつ状態を伴う進行性の痴呆の存在が認められ，その頻度は約1/3にも及ぶことが明らかになってきた。CT上，脳萎縮や脳室の拡大が認められることも少なくない。光顕上，主として大脳白質に広範な病巣が存在する。基底核や大脳皮質深部にも病変がみられることもある。病変の強い症例では小脳，脳幹および脊髄も侵される。これらの病変には白質のびまん性淡明化，反応性グリオーシス

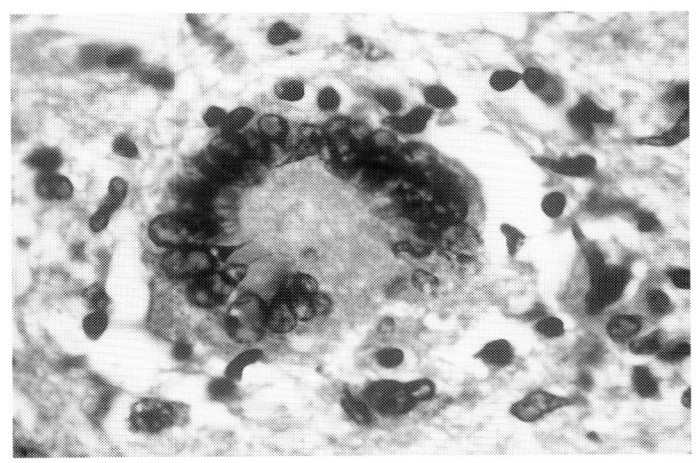

図 37　AIDS 脳症にみとめられた多核巨細胞(hematoxylin-eosin 染色)(文献 5 より引用)

がみられ小血管周囲のリンパ球やマクロファージの浸潤，およびミクログリア結節などを主体とする。しばしば多核巨細胞[5]を伴いこれは AIDS 脳症の一特徴とされている(図37)。多核巨細胞はわれわれの症例中28%に認められていた。

　HIV 脳炎はわれわれの剖検例では38%に認められていた。HIV が中枢神経組織に存在することは，HIV やその抗体を脳組織や脳脊髄液に検出することから証明されている。組織標本における検索では免疫組織化学及び in situ hybridization が広く適用されている。さらに電顕上，ウイルスはマクロファージ，多核巨細胞および細胞外腔に認められている(図38)。しかし現在のところ神経細胞内に HIV の存在を確証した報告はない。

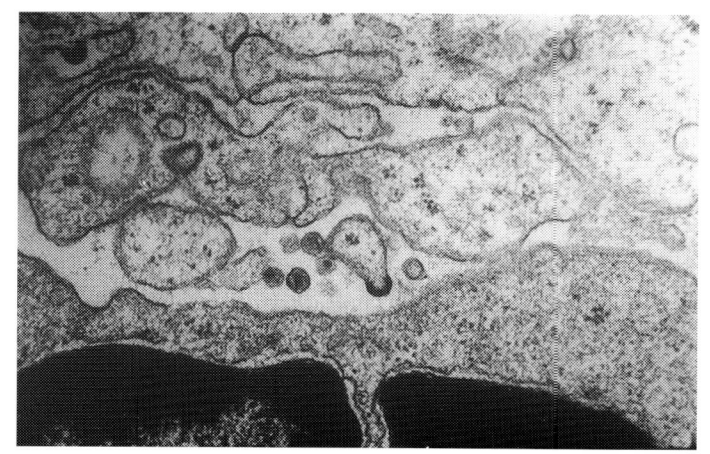

図 38 AIDS 脳症にみとめられた HIV ウイルスの電顕像。SUNY Downstate Medical Center の Dr. Suzanne S. Mirra より提供された

　すなわち，神経症状が著明であるのにもかかわらず神経細胞自体の感染や明白な形態学的変化がとらえられていないことが一つの謎とされている。一方グリアについては星状細胞や稀突起細胞内の HIV の存在は一般には確証されていない。

　こうした AIDS の症例の検索は活発に行われ，Montefiore の AIDS 剖検例は1991年末には155例となった。この期間に Montefiore に留学された多数の日本からの先生方がこれに携わっており，AIDS について10以上の論文が学会誌に掲載されている[2]。

　日本では AIDS の症例が少なく，私は Montefiore の資料を1991年の京都における第23回日本医学総会において特別講演と

して発表する機会に恵まれた。この時，私に送られてきたのは利根川進先生の航空券で，私のはボストンのマサチューセッツ工科大学に送られていた。この日本への往復切符は，私にとって全く思いがけぬ一等席であった。学会当日は私の前の演者は江橋節郎先生と沼正作先生であった。京大同級生の沼先生は翌年亡くなられ，これが最後の面会となった。これ以後のAIDSの神経病理についての総説は，水澤英洋先生[4]と新宅雅也先生[7]が専門誌のAIDSの特集に記載されている。

2002年6月にコロラド州デンバーで開催された第78回米国神経病理学会においてAlbert Einstein大学在職時代にAIDS，特にミクログリアの研究に専心されていたDr.Dennis Dicksonが学会の会長としてミクログリアを学会前日の特別コースにとりあげられた。そのなかで，AIDSにおけるミクログリアの役割も含めて現時点でのまとめをされている[1]。

本学会の感染症のプラットフォーム・プレゼンテーションの演題に東京医科歯科大学の神経内科からHIV脳炎の動物実験の結果が発表された[3]。これは水澤教授のMontefioreの多数の症例についての研究が，日本において門下生方の洗練された動物実験に掘り下げられたものである。その内容から加速度的に進歩する学問の流れに今更驚嘆させられ，それは4人の討論者からの活発な発言により裏付けられていた。先日，本書の校正中，この研究論文の別冊を送っていただいた（PNAS 2003；100：2777-2782）。

この学会において府中市の東京都神経科学総合研究所神経病

理研究部門の小柳清光先生の，グアムの parkinsonism-dementia complex の検索に端を発した動物実験の成果に Weil 賞（米国神経病理学会最優秀論文賞）が与えられた[6]。日本人が，日本の研究室からの発表論文で受賞したのは40数年の同学会賞の歴史のなかで初めてのことである。私自身が1961年の parkinsonism-dementia complex の発表で Weil 賞を受賞した時の感激を思い出し，とても嬉しかった。

さらに，本学会では新潟大学の生田房弘名誉教授が名誉ある Awards for Meritorious Contributions to Neuropathology を受賞された。これも日本人が日本の大学から受賞した初めてのことであり，私に先生の素晴らしい業績を紹介する機会が与えられたことは Montefiore 同門の1人として，忘れられぬ感動であった。

文　献

1) Dickson, D.W., Sobel, R.A. (Course Director) : Special Course. Microglia in Neuropathology, Presented as part of the 78th Annual Meeting, June 20, 2002, Denver, Colorado.
2) 平野朝雄，松本慎之：エイズの中枢神経病理―モンテフィオーレでの経験―. Dementia，3：257-265，1989.
3) Miura, Y., Yamamoto, N., Yagita, H. et al. : Trial mediates neuronal apoptosis in a murine model of HIV encephalopathy. J. Neuropathol. Exp. Neurol., 61 : 447, 2002.
4) 水澤英洋：AIDS の神経病理. 神経進歩，35：717-734，1991.
5) Mizusawa, H., Hirano, A., Llena, F : Nuclear bridge within multinucleated giant cells in sub acute encephalitis of acquired immune deficiency syndrome (AIDS). Acta Neuropathol., 76 : 166

-169, 1988.
6) Oyanagi, K., Kawakami, E., Kikuchi, K. : Degeneration of substantia nigra in magnesium deficiency in rats for two generations. J. Neuropathol. Exp. Neurol., 61 : 461, 2002.
7) 新宅雅也：AIDSの神経病理―日和見感染症とHIV脳症を中心に．脳神経，49 : 5-17, 1997.

あ と が き

　2000年10月4日に「脳の科学」誌編集委員会より巻頭言執筆の依頼状をいただいた。この要請に執筆したのが翌年3月に掲載された「神経病理回想五十年」である。
　その後，更に思いがけず同誌の「ニューロサイエンスと私」というシリーズに執筆をとの依頼状をいただいた。私が巻頭言で述べた神経病理研究の軌跡を，より詳細に，自由に，随筆風に全6回位で執筆をとのことであった。この主旨に従って「神経病理入門までの思い出」，「グアム島での臨床，病理学的研究」（これは長くなり誌面の都合上，前編，後編の2部になった。）続いて「脳浮腫」，「中枢神経系の髄鞘」及び「小脳の異常シナプスの電顕による考察」を記載した。その後，2001年8月に同編集部より「ニューロサイエンスと私」のシリーズを一冊の本にまとめて単行本として刊行したい旨の申し出があり，全6回分だけでは一冊の本にするには少ないので，追加の執筆を依頼された。これに基づいて「ニューロサイエンスと私」の7，8に「散在性 ALS の神経病理」と「家族性 ALS の病理」についてのエピソードを書いた。更に，「神経系腫瘍の病理診断についての思い出」及び「AIDS の神経病理についての思い出」がこのシリーズの9，10として計4回分が追加された。また，単行本

化に際して14枚の写真を追加した。

　私にとって，このような随筆風な回想を書く機会にめぐまれたことは初めてのことで，忘れかけていたいろいろなエピソードを，あらためて回想する機会を与えていただき，長年のニューヨーク生活で慣れない作文表現に苦労しながらも楽しいことであった。

　本書を執筆するにあたり，「脳の科学」編集委員の水澤英洋先生，同誌編集部担当の村井祐之氏，浅沼義則氏，ならびに岡部浩氏，そして Montefiore の当研究室の飯田真岐先生には大変お世話になり，その尽力により本書の誕生を迎えることを感謝して擱筆とする。

　2003年6月

平　野　朝　雄

著者略歴

平野朝雄（ひらの あさお）

　1926年，群馬県富岡市生まれ。新潟高等学校から京都大学へ進学。1952年，医学部を卒業後，大阪の米軍病院，ニューヨークの Harlem 病院でインターンを終了，1954年から Bellevue 病院，1955年から Montefiore 病院で，1年目および2年目の神経学レジデントをする。1956年から1年間の神経病理学のフェローをした後，1957年からは同病院の神経学のチーフレジデントを終了し，1958年から再び神経病理学のフェローに戻る。

　1959年には NIH の客員科学者として筋萎縮性側索硬化症（ALS）の研究のため，その多発地域として知られていたグアム島に渡り，数多くの業績を残す。

　1965年に Montefiore 病院に戻り，神経病理学部門の主任となるとともに，1968年からは Albert Einstein 医科大学病理学講座の助教授，1971年からは教授，1974年からは神経科学講座の教授も兼務し，1995年からは最初の Harry M. Zimmerman 神経病理学教授も兼任している。

神経病理学に魅せられて

2003年10月16日　初版第1刷発行

著　者　平　野　朝　雄

発行者　石　澤　雄　司

発行所　㈱星　和　書　店
　　　　東京都杉並区上高井戸1-2-5　〒168-0074
　　　　電　話　03(3329)0031（営業部）／(3329)0033（編集部）
　　　　ＦＡＸ　03(5374)7186

ⓒ2003　星和書店　　　　Printed in Japan　　　　ISBN4-7911-0516-8

脳機能のイメージング
月刊「脳の科学」20巻増刊号 「脳の科学」編集委員会 編 B5判 296p 5,700円

チャンネル病
月刊「脳の科学」21巻増刊号 「脳の科学」編集委員会 編 B5判 276p 5,700円

アルツハイマー病のすべて
月刊「脳の科学」22巻増刊号 「脳の科学」編集委員会 編 B5判 400p 5,700円

神経の再生
月刊「脳の科学」25巻増刊号 「脳の科学」編集委員会 編 B5判 240p 6,500円

パーキンソン病のすべて
月刊「脳の科学」26巻増刊号 「脳の科学」編集委員会 編 B5判 230p 5,700円

発行：星和書店　　価格は本体（税別）です